急性缺血性卒中溶栓取栓200问

名誉主编

王拥军 首都医科大学附属北京天坛医院

主　审

缪中荣 首都医科大学附属北京天坛医院

赵性泉 首都医科大学附属北京天坛医院

主　编

杜万良 首都医科大学附属北京天坛医院

霍晓川 首都医科大学附属北京天坛医院

李子孝 首都医科大学附属北京天坛医院

王春娟 首都医科大学附属北京天坛医院

科学技术文献出版社

SCIENTIFIC AND TECHNICAL DOCUMENTATION PRESS

·北京·

图书在版编目（CIP）数据

急性缺血性卒中溶栓取栓200问 / 杜万良等主编. —北京：科学技术文献出版社，2021.12（2022.9重印）

ISBN 978-7-5189-8582-1

Ⅰ. ①急… Ⅱ. ①杜… Ⅲ. ①急性病—脑缺血—血栓栓塞—治疗—问题解答 Ⅳ. ① R743.310.5-44

中国版本图书馆 CIP 数据核字（2021）第 228868 号

急性缺血性卒中溶栓取栓200问

策划编辑：蔡 蓉 责任编辑：段淑娟 栾璟煜 责任校对：张永霞 责任出版：张志平

出 版 者 科学技术文献出版社
地 址 北京市复兴路15号 邮编 100038
编 务 部 （010）58882938，58882087（传真）
发 行 部 （010）58882868，58882874（传真）
邮 购 部 （010）58882873
官方网址 www.stdp.com.cn
发 行 者 科学技术文献出版社发行 全国各地新华书店经销
印 刷 者 北京地大彩印有限公司
版 次 2021 年 12 月第 1 版 2022 年 9 月第 3 次印刷
开 本 889 × 1194 1/32
字 数 113千
印 张 5.875 彩插8面
书 号 ISBN 978-7-5189-8582-1
定 价 68.00元

主编简介

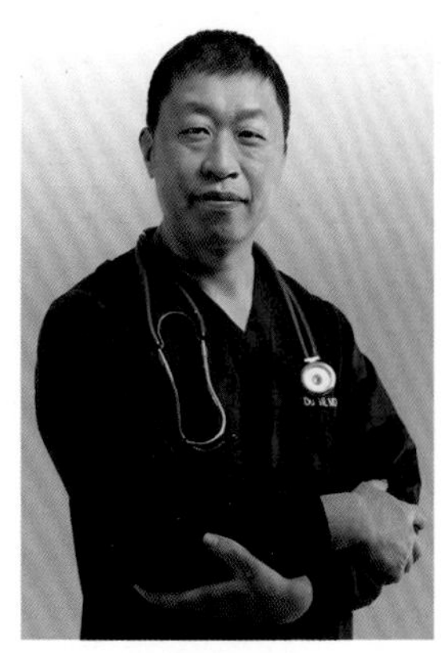

杜万良

神经病学博士，副主任医师，就职于首都医科大学附属北京天坛医院神经病学中心。主要从事脑血管病急性期研究，在急性缺血性卒中溶栓方面有丰富的经验。提出急性缺血性卒中病因和发病机制的快速判断方法、轻型卒中溶栓决策树、缺血性卒中溶栓知情同意的简明原则，编制NIHSS评分记忆口诀，参与编制BEFAST卒中症状识别工具，并对溶栓的适应证和禁忌证提出很多前瞻性观点。在全国各地开展溶栓讲座500余场；建立溶栓远程指导微信群23个，解答临床一线医师在线提问1000余次，推动了全国溶栓工作的开展。现任中国老年医学学会急诊医学分会卒中学术工作委员会副主任委员、北京围手术期医学研究会神经病学专业委员会副主任委员、中国老年保健医学研究会老年脑血管病分会常务委员、北京脑血管病防治协会卒中与营养专业委员会常务委员、中国老年医学学会脑血管病分会委员、中国社会保障学会医疗保障专业委员会委员、中国医师协会神经修复学专业委员会委员、北京神经科学学会疼痛与感觉障碍委员会委员、《中国现代神经疾病杂志》编委。

主编简介

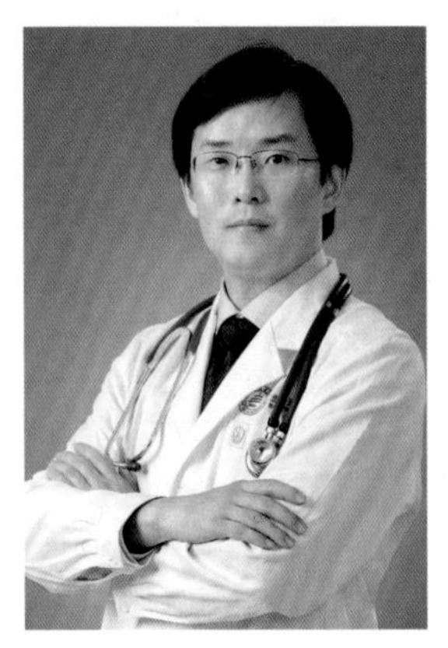

霍晓川

医学博士，博士后，副主任医师，首都医科大学附属北京天坛医院神经介入中心副组长。主要临床研究方向为急性缺血性卒中血管内治疗，从事神经介入工作10余年，年独立完成手术500多台，熟练掌握出血性及缺血性脑血管病的介入治疗。国家“十三五”慢病重点专项项目骨干，组织协调急性缺血性卒中血管内治疗关键技术及急救流程改进（ANGEL-ACT）系列研究及其他多项国内多中心研究项目，参与《急性缺血性卒中血管内治疗中国指南2015》《急性缺血性卒中血管内治疗中国指南2018》《急性缺血性卒中血管内治疗影像评估中国专家共识》《中国卒中中心教材》等指南及教材撰写，发表SCI收录文章20余篇。现任中国卒中学会国际卒中介入培训学院培训导师、中国卒中学会神经介入分会青年委员会委员、中国医师协会科普分会神经外科学组秘书长、北京医师协会神经介入医师分会青年委员会常委兼总干事、中国医师协会健康传播工作委员会成员、《中国卒中杂志》青年编委、*Stroke and Vascular Neurology* 杂志审稿专家。

主编简介

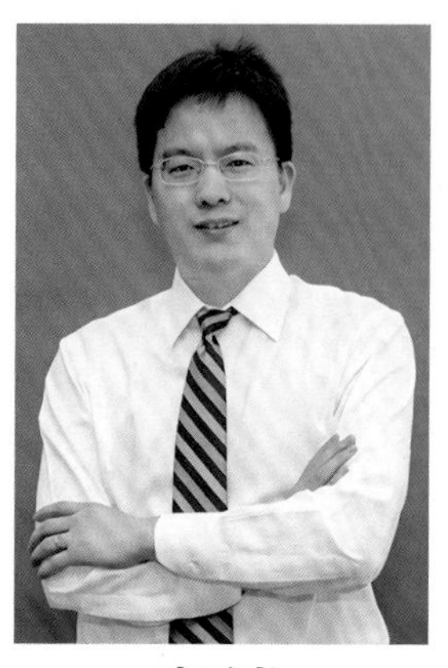

李子孝

主任医师，副教授，博士研究生导师，首都医科大学附属北京天坛医院神经病学中心血管神经病学科副主任，国家神经系统疾病医疗质量控制中心办公室主任，国家神经系统疾病临床医学研究中心质量研究部主任。从事青年脑血管病的临床诊疗工作及医疗质量和结局改善研究工作。获得“国家百千万人才工程”“北脑学者”“北京市优秀人才青年拔尖人才”称号，获国家科学技术进步奖二等奖。以第一作者或通信作者（含共同）在 *JAMA*、*BMJ* 等杂志发表文章 40 篇。现任中华医学会神经病学分会脑血管病学组委员、中华医学会医学信息学分会医学大数据与人工智能学组委员及中国卒中学会医疗质量管理与促进分会第二届委员会主任委员。

主编简介

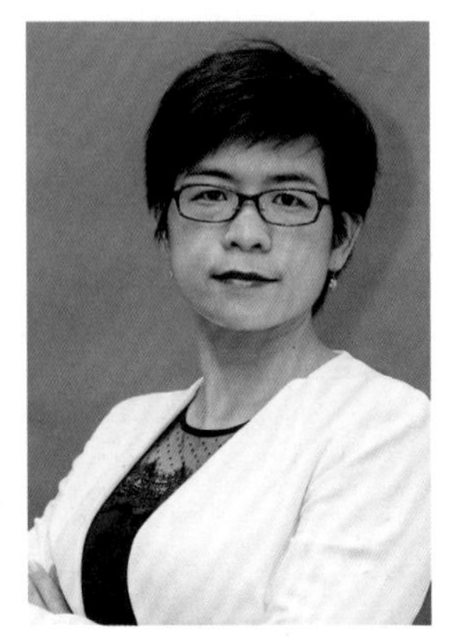

王春娟

神经病学博士，副主任医师，副教授，就职于首都医科大学附属北京天坛医院，哈佛大学麻省总医院访问学者。主要从事脑血管病临床诊疗及医疗质量管理相关研究工作。主持国家自然科学基金等课题 5 项；获得北京市“优秀人才”和医管局“青苗”计划资助；获得 2018 年“中匈科学合作基金”资助；获得国家及省部级科技奖励 4 项，其中 2016 年和 2020 年分别获得国家科学技术进步奖二等奖各 1 项。发表 SCI 收录文章 30 余篇，其中以第一作者在 *Stroke* 等杂志发表文章 10 余篇。现任中国卒中学会医疗质量管理与促进分会秘书长、北京脑重大疾病研究院脑卒中研究所办公室主任、美国卒中学会和世界卒中组织会员。

前　言

卒中是目前发病率最高的神经系统疾病。随着人口老龄化的日益加剧，卒中已成为我国居民死亡和成人致残的第一位原因。在我国所有卒中患者中，缺血性卒中已超过80%，国际循证医学研究已经证实最有效的降低急性缺血性卒中致残率和死亡率的措施就是在发病时间窗内给予再灌注治疗，包括发病4.5 h内的静脉溶栓和发病6 h内的血管内治疗。但目前，上述两项有效的治疗方法在我国的应用情况堪忧，其中静脉溶栓这一指标，在过去的10年间仅从13.5%提升至33.4%；自2015年至今，中国卒中中心联盟（China Stroke Center Alliance，CSCA）连续登记了超过100万例卒中患者的数据，显示有静脉溶栓适应证的急性缺血性卒中人群的静脉溶栓率仅为22.9%，而同期欧美等发达国家的静脉溶栓治疗率已超过90%。目前基于发病6 h内急性缺血性卒中患者适应证人群的血管内治疗率尚无大样本队列的结果，但CSCA 2018—2020年度的总体数据显示，发病6 h内到院进行了血管内治疗的患者比例仅为4.0%，同样显著低于欧美等发达国家水平。在卒中发病数量日益攀升的今天，有大量患者因未能及时或规范接受再灌注治疗而留下严重残疾甚至导致死亡，给个人、家庭和社会带来沉重负担。

2021年2月，《国家卫生健康委办公厅关于印发2021年国家医疗质量安全改进目标的通知》（国卫办医函〔2021〕76

号）发布，明确提出了 2021 年国家医疗质量安全改进的十大目标，其中目标之一就是要“提高急性脑梗死再灌注治疗率”。按照《国家卫生健康委医政医管局关于印发 2021 年质控工作改进目标的函》（国卫医质量便函〔2021〕51 号）的要求，国家神经系统疾病医疗质量控制中心将“提高急性脑梗死再灌注治疗率”作为 2021 年质控工作重点，发起了“急性脑梗死再灌注治疗质量改进国家行动”（以下简称“国家行动”），并制定了实施方案。该行动的总体目标是提升我国急性缺血性卒中静脉溶栓和血管内治疗的治疗率，持续改进再灌注治疗医疗质量，科学规范血管内治疗操作。

为进一步落实国家行动，更加规范、高效、有针对性地在全国范围内开展再灌注治疗的各项培训，国家神经系统疾病医疗质量控制中心特组织领域内经验丰富的临床专家编写了这本《急性缺血性卒中溶栓取栓 200 问》手册。该书主要吸纳美国、欧洲及中国等多国指南、专家共识和建议，针对静脉溶栓和机械取栓操作过程中最常遇到的问题进行了针对性地回答，对于部分尚无充足循证证据支持或指南未涉及的问题，主要由编写专家根据临床实践经验予以回答。

特别感谢科学技术文献出版社和《中国卒中杂志》编辑部对本书出版的支持；感谢首都医科大学附属北京天坛医院的李晓青主任医师、张心邈医师和孙大鹏博士在内容筹备和专业校对过程中所付出的努力。期待本手册能成为指导从事急性缺血性卒中再灌注治疗工作的医务人员临床实践的工具书。

因时间仓促，本手册的内容难免存在不足之处，敬请各位读者多提宝贵意见，期待再版时我们能做得更好！

编者

目　录

急性缺血性卒中静脉溶栓

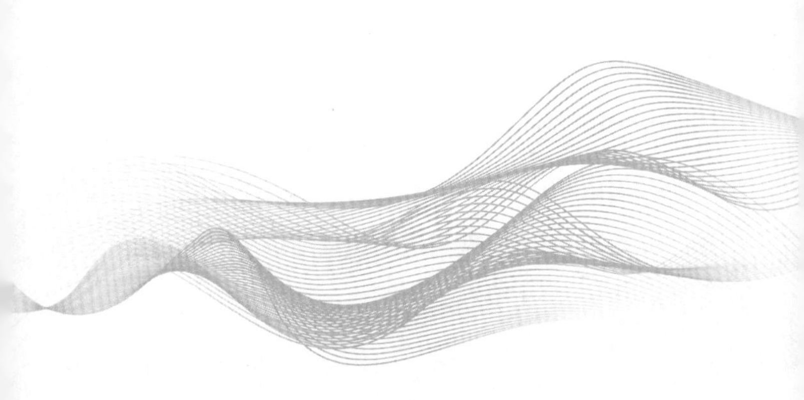

在 NINDS 静脉溶栓研究结果发表后，急性缺血性卒中静脉溶栓的适用范围日趋扩大。但各国指南详略不一，互有出入，不便于阅读和掌握。我们把实际应用中可能遇到的问题归纳总结为《急性缺血性卒中静脉溶栓 100 问》，以解答临床一线医师的困惑。

溶栓部分主要参考“2021 欧洲溶栓指南”“2019 美国急性期指南”“2018 中国诊治指南”“2019 中国替罗非班共识”“2016 美国儿童卒中指南”给予推荐意见（表 1–1），具体指南的推荐强度和证据级别见附录 1 ～ 3。

医学是一门不断发展的学科。由于制定时间不同，中国、美国和欧洲指南对于溶栓适用范围的设定差距很大。总体来说，“2018 中国诊治指南”相对保守，“2019 美国急性期指南”相对积极，“2021 欧洲溶栓指南”更为积极。因为各国指南都是本着同样的循证医学理念，依据临床研究证据制定，所以最终应当趋于一致。可以预见，中国指南更新后，会非常接近于当前的欧洲指南。在中国指南更新之前，临床医师应根据医院的能力和患者的个体倾向做出抉择。如果所在医院条件薄弱或患者顾虑较多，可主要参考“2018 中国诊治指南”，谨慎从事；如果所在医院经验丰富或患者价值观积极，可更多地参考“2019 美国急性期指南”和“2021 欧洲溶栓指南”，以帮助更多的患者。

表 1-1 本章节涉及的指南全称、发布机构及对应的简称

指南全称	发布机构	发布时间	指南简称
欧洲卒中组织急性缺血性卒中静脉溶栓指南	欧洲卒中组织	2021 年	2021 欧洲溶栓指南
2018 急性缺血性卒中早期管理指南 2019 更新版	美国心脏学会 / 美国卒中学会	2019 年	2019 美国急性期指南
中国急性缺血性脑卒中诊治指南 2018	中华医学会神经病学分会，中华医学会神经病学分会脑血管病学组	2018 年	2018 中国诊治指南
替罗非班在动脉粥样硬化性脑血管疾病中的临床应用专家共识	中国卒中学会，中国卒中学会神经介入分会，中华预防医学会卒中预防与控制专业委员会介入学组	2019 年	2019 中国替罗非班共识
儿童卒中急性处理指南	波士顿儿童医院等	2016 年	2016 美国儿童卒中指南

1. 静脉溶栓的时间窗是多长？

循证依据	推荐强度	证据级别	出处
对于持续时间＜ 4.5 h 的急性缺血性卒中患者，建议阿替普酶静脉溶栓	↑↑	⊕⊕⊕⊕	2021 欧洲溶栓指南
建议阿替普酶静脉溶栓（0.9 mg/kg，最大剂量 90 mg，起始以 10% 的剂量静脉团注，时间 1 min 以上，剩余剂量在 60 min 内静脉滴完）用于仔细筛选的发病 3 h 内的缺血性卒中患者。临床医师应对照筛选标准确定患者是否适合静脉溶栓	Ⅰ级	A 级	2019 美国急性期指南
建议阿替普酶静脉溶栓（0.9 mg/kg，最大剂量 90 mg，起始以 10% 的剂量静脉团注，时间 1 min 以上，剩余剂量在 60 min 内静脉滴完）用于仔细筛选的发病 3 ～ 4.5 h 的缺血性卒中患者。临床医师应对照筛选标准确定患者是否适合静脉溶栓	Ⅰ级	B-R 级	2019 美国急性期指南
对于缺血性卒中发病 3 h 内和 3 ～ 4.5 h 的患者，应按照适应证、禁忌证和相对禁忌证严格筛选患者，尽快给予阿替普酶静脉溶栓治疗	3 h 内：Ⅰ级；3～4.5 h：Ⅰ级	3 h 内：A 级；3～4.5 h：B 级	2018 中国诊治指南

2. 超出 4.5 h 能否静脉溶栓？

循证依据	推荐强度	证据级别	出处
对于持续时间为 4.5 ～ 9 h（发病时间明确）且头颅 CT 或 MRI 核心梗死 / 灌注不匹配的缺血性卒中患者，且不适合或未计划机械取栓的患者，建议阿替普酶静脉溶栓	↑↑	⊕⊕	2021 欧洲溶栓指南

3. 醒后卒中或发病时间不明者能否静脉溶栓?

循证依据	推荐强度	证据级别	出处
对于醒后卒中的急性缺血性卒中患者，如果距最后看起来正常的时间在 4.5 h 以上，头颅 MRI DWI–FLAIR 不匹配，且不适合或未计划机械取栓，建议阿替普酶静脉溶栓	↑↑	⊕⊕⊕⊕	2021 欧洲溶栓指南
对于醒后卒中的急性缺血性卒中患者，如果从睡眠中点开始算起的 9 h 内头颅 CT 或 MRI 核心梗死 / 灌注不匹配，且不适合或未计划机械取栓，建议阿替普酶静脉溶栓	↑↑	⊕⊕⊕	2021 欧洲溶栓指南
对于醒后卒中或发病时间不明但距最后看起来正常 / 基线状态＞ 4.5 h 的急性缺血性卒中患者，如果 DWI 病灶＜大脑中动脉供血区的 1/3 且 FLAIR 序列未见信号改变，在发现症状后 4.5 h 内给予阿替普酶静脉溶栓是合理的	Ⅱ a 级	B–R 级	2019 美国急性期指南
对于发病时间不明或超过静脉溶栓时间窗的急性缺血性卒中患者，如果符合血管内取栓治疗适应证，应尽快启动血管内取栓治疗；如果不能实施血管内取栓治疗，可结合多模式影像学检查评估是否进行静脉溶栓治疗	Ⅱ级	B 级	2018 中国诊治指南

4. 前循环梗死和后循环梗死是否有不同的静脉溶栓时间窗?

循证依据	推荐强度	证据级别	出处
静脉溶栓时间窗并不区分是前循环梗死还是后循环梗死	–	–	各国指南

5. 醒后卒中患者如果既符合溶栓条件又符合取栓条件，如何抉择？

循证依据	推荐强度	证据级别	出处
对于直接就诊于取栓中心的醒后卒中的急性缺血性卒中患者，如果有适应证同时符合静脉溶栓和机械取栓条件，9 名专家中有 6 名建议在机械取栓前给予静脉溶栓	共识	–	2021 欧洲溶栓指南
对于就诊于非取栓中心的醒后卒中的急性缺血性卒中患者，如果有适应证同时符合静脉溶栓和机械取栓条件，9 名专家中有 7 名建议在机械取栓前给予静脉溶栓	共识	–	2021 欧洲溶栓指南

6. 适合桥接治疗的患者，静脉溶栓更倾向于使用阿替普酶还是替奈普酶？

循证依据	推荐强度	证据级别	出处
对于持续时间＜ 4.5 h 的急性缺血性卒中且大血管闭塞的患者，如果是机械取栓的候选者，且在取栓前考虑静脉溶栓，建议选择替奈普酶 0.25 mg/kg 静脉溶栓，而非阿替普酶 0.9 mg/kg 静脉溶栓	↑?	⊕⊕	2021 欧洲溶栓指南
对于无静脉溶栓禁忌证同时也适合机械取栓的患者，选择替奈普酶（单次静脉团注 0.25 mg/kg，最大剂量 25 mg）而非阿替普酶静脉溶栓可能是合理的	Ⅱ b 级	B–R 级	2019 美国急性期指南

7. 标准时间窗内静脉溶栓更倾向于使用阿替普酶还是替奈普酶?

循证依据	推荐强度	证据级别	出处
对于持续时间＜4.5 h 的急性缺血性卒中患者，建议选择阿替普酶静脉溶栓，而非替奈普酶静脉溶栓	↑?	⊕⊕	2021 欧洲溶栓指南
替奈普酶（0.4 mg/kg）单次静脉团注是否优于或不劣于阿替普酶尚未得到证实。但对于轻度神经功能障碍且不伴有颅内大血管闭塞的患者，可考虑替奈普酶替代阿替普酶	Ⅱb 级	B–R 级	2019 美国急性期指南
静脉团注替奈普酶（0.4 mg/kg）治疗轻型卒中的安全性及有效性与阿替普酶相似，但不优于阿替普酶。对于轻度神经功能缺损且不伴有颅内大血管闭塞的患者，可考虑应用替奈普酶	Ⅱ级	B 级	2018 中国诊治指南

8. 标准时间窗内的静脉溶栓，能否使用低剂量（0.6 mg/kg）阿替普酶?

循证依据	推荐强度	证据级别	出处
对于持续时间＜4.5 h 且符合静脉溶栓适应证的急性缺血性卒中患者，建议选择标准剂量（0.9 mg/kg）阿替普酶而非低剂量阿替普酶静脉溶栓	↑↑	⊕⊕⊕⊕	2021 欧洲溶栓指南
小剂量（0.6 mg/kg）阿替普酶静脉溶栓出血风险低于标准剂量，可降低病死率，但并不降低残疾率，可结合患者病情严重程度、出血风险等因素进行个体化决策	Ⅱ级	A 级	2018 中国诊治指南

9. 静脉溶栓后 24 h 内，能否使用抗栓药物？

循证依据	推荐强度	证据级别	出处
对于持续时间＜ 4.5 h 的急性缺血性卒中患者，建议在静脉溶栓后 24 h 内不使用抗栓药物作为阿替普酶静脉溶栓的辅助治疗	↓↓	⊕⊕	2021 欧洲溶栓指南
建议急性缺血性卒中患者在发病后 24 ～ 48 h 内服用阿司匹林。对于阿替普酶静脉溶栓治疗的患者，通常推迟到 24 h 后服用阿司匹林；但在出现某些伴随状况，在没有阿替普酶静脉溶栓治疗的情况下，如果已知给予阿司匹林可带来显著的益处或不用阿司匹林会造成显著的风险，可考虑不推迟阿司匹林的应用	Ⅰ级	A 级	2019 美国急性期指南
患者在接受静脉溶栓治疗后尚需抗血小板或抗凝治疗，应推迟到溶栓 24 h 后开始	Ⅰ级	B 级	2018 中国诊治指南
如果患者存在其他特殊情况（如合并疾病），在评估获益大于风险后可考虑在阿替普酶静脉溶栓 24 h 内使用抗血小板药物	Ⅲ级	C 级	2018 中国诊治指南

10. 静脉溶栓可否用超声增强？

循证依据	推荐强度	证据级别	出处
对于持续时间＜ 4.5 h 的急性缺血性卒中，建议在接受静脉溶栓的患者中不进行超声增强溶栓	↓↓	⊕⊕	2021 欧洲溶栓指南
不建议将超声溶栓作为静脉溶栓的辅助治疗	Ⅲ级：无益	A 级	2019 美国急性期指南

11. 80 岁以上患者能否静脉溶栓？

循证依据	推荐强度	证据级别	出处
对于持续时间＜ 4.5 h 的 80 岁以上急性缺血性卒中患者，建议阿替普酶静脉溶栓	↑↑	⊕⊕⊕⊕	2021 欧洲溶栓指南
9 名专家均建议，年龄不应成为静脉溶栓的限制因素，即使在本指南涵盖的其他情况下 [如醒后卒中；持续时间为 4.5 ～ 9 h 的缺血性卒中（发病时间明确），头颅 CT 或 MRI 核心梗死 / 灌注不匹配；轻型卒中伴致残症状]	共识	–	2021 欧洲溶栓指南
对于≥ 18 岁的患者，如果其他方面均适合 3 h 内静脉阿替普酶溶栓，则患者无论≤ 80 岁还是＞ 80 岁，都同等适合静脉溶栓	Ⅰ级	A 级	2019 美国急性期指南
对于＞ 80 岁的患者，在 3 ～ 4.5 h 时间窗内，阿替普酶静脉溶栓与年轻患者一样安全有效	Ⅱ a 级	B–NR 级	2019 美国急性期指南
同时有糖尿病和既往卒中病史，在 3 ～ 4.5 h 时间窗内阿替普酶静脉溶栓与年轻患者 0 ～ 3 h 时间窗可能同样有效，可能是合理的选择	Ⅱ b 级	B–NR 级	2019 美国急性期指南

12. 有陈旧性脑梗死的患者能否静脉溶栓？

循证依据	推荐强度	证据级别	出处
对于持续时间＜ 4.5 h 的急性缺血性卒中患者，如果有陈旧性脑梗死，建议阿替普酶静脉溶栓	↑？	⊕	2021 欧洲溶栓指南

13. 有肾功能不全或正在血液透析的患者能否静脉溶栓?

循证依据	推荐强度	证据级别	出处
对于持续时间＜ 4.5 h 的急性缺血性卒中患者，如果有肾功能不全，建议阿替普酶静脉溶栓	↑?	⊕	2021 欧洲溶栓指南
终末期肾病接受血液透析者，如果 APTT 正常，建议阿替普酶静脉溶栓。如果 APTT 升高，出血并发症风险增高	Ⅰ级	C-LD 级	2019 美国急性期指南

14. 有系统性恶性肿瘤的患者能否静脉溶栓?

循证依据	推荐强度	证据级别	出处
对于持续时间＜ 4.5 h 的急性缺血性卒中患者，如果有非转移性肿瘤，建议选择阿替普酶静脉溶栓	↑?	⊕	2021 欧洲溶栓指南
当前有恶性肿瘤者，阿替普酶的有效性和安全性尚未证实。有系统性恶性肿瘤且有合理的寿命预期（＞ 6 个月）且无其他禁忌证（如凝血异常、近期手术、系统性出血）时，患者有可能从阿替普酶静脉溶栓中获益	Ⅱ b 级	C-LD 级	2019 美国急性期指南

15. 轻型非致残性卒中患者能否静脉溶栓?

循证依据	推荐强度	证据级别	出处
对于持续时间< 4.5 h 的急性轻型非致残性缺血性卒中患者，建议不溶栓	↓?	⊕⊕⊕	2021 欧洲溶栓指南
对于持续时间< 4.5 h 的急性轻型非致残性缺血性卒中且大血管闭塞患者，8 名专家中有 6 名建议阿替普酶静脉溶栓	共识	–	2021 欧洲溶栓指南
对于其他方面适合但症状轻(NIHSS 0～5 分）且非致残性卒中患者，在症状出现或距最后看起来正常的时间在 3 h 内，不建议阿替普酶静脉溶栓	Ⅲ级：无益	B–NR 级	2019 美国急性期指南
对于其他方面适合但症状轻（NIHSS 0～5 分）且非致残性卒中患者，在症状出现或距最后看起来正常的时间在 3～4.5 h 内，不建议阿替普酶静脉溶栓	Ⅲ级：有害	C–LD 级	2019 美国急性期指南
轻型非致残性卒中是静脉溶栓的相对禁忌证	–	–	2018 中国诊治指南

16. 轻型致残性卒中患者能否静脉溶栓?

循证依据	推荐强度	证据级别	出处
对于持续时间＜4.5 h 的急性轻型致残性缺血性卒中患者，建议阿替普酶静脉溶栓	↑↑	⊕⊕⊕	2021 欧洲溶栓指南
对于症状轻却致残的卒中患者，如果其他方面均适合静脉溶栓，在症状出现或距最后看起来正常的时间在 3 h 内，建议给予阿替普酶静脉溶栓	Ⅰ级	B–R 级	2019 美国急性期指南
对于症状轻却致残的卒中患者，如果其他方面均适合静脉溶栓，在症状出现或距最后看起来正常的时间在 3～4.5 h 内，建议给予阿替普酶静脉溶栓	Ⅱ b 级	B–NR 级	2019 美国急性期指南

17. 神经症状迅速改善的患者能否静脉溶栓?

循证依据	推荐强度	证据级别	出处
对于持续时间＜4.5 h 的急性缺血性卒中患者，如果神经症状迅速改善（仍处于致残状态），9 名专家中有 8 名建议阿替普酶静脉溶栓	共识	–	2021 欧洲溶栓指南
中重度缺血性卒中患者，早期改善但仍有中度神经功能缺损且检查者认为可能致残，阿替普酶静脉溶栓是合理的	Ⅱ a 级	A 级	2019 美国急性期指南
症状迅速改善的卒中是静脉溶栓的相对禁忌证	–	–	2018 中国诊治指南

18. 严重卒中患者能否静脉溶栓?

循证依据	推荐强度	证据级别	出处
对于持续时间 < 4.5 h 的急性缺血性卒中患者，如果临床症状严重，建议阿替普酶静脉溶栓	↑↑	⊕⊕⊕	2021 欧洲溶栓指南
影像学检查显示梗死范围大的严重卒中患者（如超过大脑中动脉供血区 1/3 的早期缺血性改变或头颅 NCCT 上 ASPECTS < 7 分），9 名专家中有 7 名建议给予筛选的患者阿替普酶静脉溶栓。患者的选择标准可能包括：替代性再灌注治疗（机械取栓）的适应证、高级成像的结果（尤其是核心梗死 / 灌注不匹配）、症状持续的时间、脑白质病变的范围、静脉溶栓的其他禁忌证及既往残疾	共识	–	2021 欧洲溶栓指南
卒中症状严重时，阿替普酶静脉溶栓可用于症状出现 3 h 内的缺血性卒中患者。虽然出血转化风险增高，但卒中症状严重患者仍能获益	Ⅰ级	A 级	2019 美国急性期指南
卒中症状非常严重者（NIHSS > 25 分），在 3 ～ 4.5 h 时间窗内，阿替普酶静脉溶栓的获益尚不明确	Ⅱb 级	C-LD 级	2019 美国急性期指南
阿替普酶静脉溶栓可考虑用于有严重神经功能缺损且残疾和死亡风险高的卒中患者，因为这些风险高于溶栓导致的脑出血风险	Ⅱb 级	C-LD 级	2019 美国急性期指南

续表

循证依据	推荐强度	证据级别	出处
没有充足证据划分影响溶栓效果的严重程度或范围的阈值。但不建议将阿替普酶静脉溶栓用于头颅 CT 显示大范围明显低密度者。这些患者即使阿替普酶静脉溶栓，预后仍差。明显低密度即严重低密度，意味着损伤不可逆	Ⅲ级：无益	A 级	2019 美国急性期指南
头颅 CT 或 MRI 提示大面积梗死（梗死面积＞ 1/3 大脑中动脉供血区）是静脉溶栓的禁忌证	–	–	2018 中国诊治指南
严重卒中（NIHSS ＞ 25 分）是 3 ～ 4.5 h 静脉溶栓的相对禁忌证	–	–	2018 中国诊治指南

19. 有高血压病的患者能否静脉溶栓?

循证依据	推荐强度	证据级别	出处
对于持续时间＜ 4.5 h 的急性缺血性卒中患者，且已知卒中前患有高血压病，建议阿替普酶静脉溶栓	↑↑	⊕⊕⊕	2021 欧洲溶栓指南

20. 血压过高的患者能否静脉溶栓？

循证依据	推荐强度	证据级别	出处
对于持续时间＜ 4.5 h 的急性缺血性卒中患者，如果降压治疗后收缩压仍持续＞ 185 mmHg（1 mmHg=0.133 kPa）或舒张压仍持续＞ 110 mmHg，建议不溶栓	↓↓	⊕	2021 欧洲溶栓指南
对于持续时间＜ 4.5 h 的急性缺血性卒中患者，如果收缩压＞ 185 mmHg 或舒张压＞ 110 mmHg，随后降至＜ 185 mmHg 和＜ 110 mmHg，建议阿替普酶静脉溶栓	↑↑	⊕⊕	2021 欧洲溶栓指南
血压升高但其他方面均适合阿替普酶静脉溶栓治疗的患者，应在溶栓前降压，使其收缩压＜ 185 mmHg、舒张压＜ 110 mmHg	Ⅰ级	B–NR 级	2019 美国急性期指南
阿替普酶静脉溶栓后 24 h 内血压应控制在＜ 180/105 mmHg	Ⅰ级	B–NR 级	2019 美国急性期指南
准备静脉溶栓及桥接血管内取栓者，血压应控制在收缩压＜ 180 mmHg、舒张压＜ 100 mmHg	–	–	2018 中国诊治指南

21. 有糖尿病的患者能否静脉溶栓？

循证依据	推荐强度	证据级别	出处
对于持续时间＜ 4.5 h 的急性缺血性卒中且已知有糖尿病的患者，建议阿替普酶静脉溶栓	↑↑	⊕⊕⊕	2021 欧洲溶栓指南

22. 血糖过高的患者能否静脉溶栓?

循证依据	推荐强度	证据级别	出处
对于急性缺血性卒中持续时间＜ 4.5 h，血糖水平＞ 22.2 mmol/L（400 mg/dL）的患者，建议阿替普酶静脉溶栓	↑?	⊕	2021 欧洲溶栓指南
静脉溶栓不应终止高血糖的急性缺血性卒中患者接受胰岛素治疗	–	–	2021 欧洲溶栓指南
证据显示，入院后 24 h 内高血糖的急性缺血性卒中患者，其结局较正常水平血糖者更差。因此，对于急性缺血性卒中患者，治疗高血糖是合理的，将血糖控制在 7.8 ～ 10.0 mmol/L（140 ～ 180 mg/dL），并密切监测以避免低血糖	Ⅱ a 级	C–LD 级	2019 美国急性期指南
血糖超过 10.0 mmol/L 时可给予胰岛素治疗。应加强血糖监测，可将高血糖患者的血糖控制在 7.8 ～ 10.0 mmol/L	–	–	2018 中国诊治指南
血糖＞ 22.22 mmol/L 是静脉溶栓的禁忌证	–	–	2018 中国诊治指南

23. 血糖过低的患者能否静脉溶栓?

循证依据	推荐强度	证据级别	出处
初次血糖＜2.8 mmol/L（50 mg/dL）或＞22.2 mmol/L（400 mg/dL）者，如果其他方面均适合静脉溶栓，纠正血糖水平后，阿替普酶静脉溶栓可能是合理的	Ⅱb级	C-LD级	2019美国急性期指南
建议将阿替普酶静脉溶栓用于初始血糖＞2.8 mmol/L（50 mg/dL）且其他方面均适合静脉溶栓者	Ⅰ级	A级	2019美国急性期指南
急性缺血性卒中患者如果有低血糖[＜3.3 mmol/L（60 mg/dL）]应当治疗	Ⅰ级	C-LD级	2019美国急性期指南
血糖＜3.3 mmol/L时，可给予10%～20%葡萄糖口服或注射治疗。目标是使患者血糖达到正常水平	-	-	2018中国诊治指南
血糖＜2.8 mmol/L是静脉溶栓的禁忌证	-	-	2018中国诊治指南

24. 服用单一或双重抗血小板药物的患者能否静脉溶栓?

循证依据	推荐强度	证据级别	出处
对于持续时间＜ 4.5 h 的急性缺血性卒中患者，如果在卒中前使用了单一或双重抗血小板药物，建议阿替普酶静脉溶栓	↑↑	⊕⊕	2021 欧洲溶栓指南
建议将阿替普酶静脉溶栓用于卒中前正在服用抗血小板药物单药治疗者，因为有证据表明溶栓的获益超过小幅度增加的症状性颅内出血风险	Ⅰ级	A 级	2019 美国急性期指南
建议将阿替普酶静脉溶栓用于卒中前正在服用抗血小板药物联合治疗者（如阿司匹林 + 氯吡格雷），因为有证据表明溶栓的获益超过潜在增加的症状性颅内出血风险	Ⅰ级	B–NR 级	2019 美国急性期指南

25. 血小板降低的患者能否静脉溶栓?

循证依据	推荐强度	证据级别	出处
对于急性缺血性卒中持续时间＜ 4.5 h，且已知血小板计数＜ 100×10^9/L 的患者，建议不溶栓	↓?	⊕	2021 欧洲溶栓指南
阿替普酶静脉溶栓用于血小板计数＜ 100×10^9/L、INR ＞ 1.7、APTT ＞ 40 s 或 PT ＞ 15 s 者，安全性和有效性未知，不应使用	Ⅲ级：有害	C–EO 级	2019 美国急性期指南
急性出血倾向，包括血小板计数低于 100×10^9/L 或其他情况，是静脉溶栓的禁忌证	–	–	2018 中国诊治指南

26. 静脉溶栓之前需要获得血小板检查结果吗？

循证依据	推荐强度	证据级别	出处
对于持续时间< 4.5 h 的急性缺血性卒中患者，在开始静脉溶栓前血小板计数未知，且没有理由预判出现异常值，建议在等待实验室检查结果时开始阿替普酶静脉溶栓	↑↑	⊕	2021 欧洲溶栓指南

27. 服用华法林的患者能否静脉溶栓？

循证依据	推荐强度	证据级别	出处
对于持续时间< 4.5 h 的急性缺血性卒中患者，如果使用了维生素 K 拮抗剂且 INR ≤ 1.7，建议选择阿替普酶静脉溶栓	↑↑	⊕⊕	2021 欧洲溶栓指南
对于持续时间< 4.5 h 的急性缺血性卒中患者，如果使用了维生素 K 拮抗剂且 INR > 1.7，建议不溶栓	↓↓	⊕	2021 欧洲溶栓指南
对于持续时间< 4.5 h 的急性缺血性卒中患者，如果使用了维生素 K 拮抗剂且凝血检验结果未知，建议不溶栓	↓↓	⊕	2021 欧洲溶栓指南
有华法林使用史且 INR ≤ 1.7 和（或）PT < 15 s，阿替普酶静脉溶栓可能是合理的	Ⅱ b 级	B–NR 级	2019 美国急性期指南
口服抗凝剂且 INR > 1.7 或 PT > 15 s 是静脉溶栓的禁忌证	–	–	2018 中国诊治指南
使用抗凝药物，INR < 1.7，PT ≤ 15 s，是 3 ～ 4.5 h 静脉溶栓的相对禁忌证	–	–	2018 中国诊治指南

28. 服用达比加群的患者能否静脉溶栓?

循证依据	推荐强度	证据级别	出处
对于持续时间＜ 4.5 h 的急性缺血性卒中患者，如果在卒中发病前的最近 48 h 内使用了达比加群，且没有可用的特定凝血检验（TT 或血药浓度）结果，建议不溶栓	↓↓	⊕	2021 欧洲溶栓指南
对于持续时间＜ 4.5 h 的急性缺血性卒中患者，如果在卒中发病前的最近 48 h 内使用了达比加群，且 TT ＜ 60 s，9 名专家中有 7 名建议阿替普酶静脉溶栓	共识	-	2021 欧洲溶栓指南
对于持续时间＜ 4.5 h 的急性缺血性卒中患者，如果在卒中发病前的最近 48 h 内使用了达比加群，9 名专家中有 8 名建议联用依达赛珠单抗和阿替普酶静脉溶栓，而非不溶栓	共识	-	2021 欧洲溶栓指南
正在服用直接凝血酶抑制剂者，阿替普酶静脉溶栓的效果未得到证实，但可能有害。阿替普酶静脉溶栓不应用于正在服用凝血酶抑制剂者，除非实验室检查结果正常（如 APTT、INR、血小板计数、ECT、TT），或患者未服用这些抗凝剂＞ 48 h（假如肾功能正常）	Ⅲ级：有害	C-EO 级	2019 美国急性期指南
48 h 内使用凝血酶抑制剂或凝血因子 Xa 抑制剂，或各种实验室检查结果异常（如 APTT、INR、血小板计数、ECT、TT 或凝血因子 Xa 活性测定等），是静脉溶栓的禁忌证	-	-	2018 中国诊治指南

29. 服用凝血因子 Xa 抑制剂（利伐沙班、阿哌沙班、依度沙班）的患者能否静脉溶栓？

循证依据	推荐强度	证据级别	出处
对于持续时间＜ 4.5 h 的急性缺血性卒中患者，如果在卒中发病前的最近 48 h 内使用了凝血因子 Xa 抑制剂，且没有可用的特定凝血检验（即校准抗凝血因子 Xa 活性或血药浓度）结果，建议不溶栓	↓↓	⊕	2021 欧洲溶栓指南
对于持续时间＜ 4.5 h 的急性缺血性卒中患者，如果在卒中发病前的最近 48 h 内使用了凝血因子 Xa 抑制剂，且抗凝血因子 Xa 活性＜ 0.5 U/mL 的患者，9 名专家中有 7 名建议阿替普酶静脉溶栓	共识	–	2021 欧洲溶栓指南
对于持续时间＜ 4.5 h 的急性缺血性卒中患者，如果在卒中发病前的最近 48 h 内使用了凝血因子 Xa 抑制剂，9 名专家均建议不溶栓，而不是联用安德沙特（凝血因子 Xa 抑制剂的特异性逆转药）和阿替普酶静脉溶栓	共识	–	2021 欧洲溶栓指南
正在服用凝血因子 Xa 抑制剂者，阿替普酶静脉溶栓的效果未得到证实，但可能有害。阿替普酶静脉溶栓不应用于正在服用凝血因子 Xa 抑制剂者，除非实验室检查结果正常（如 APTT、INR、血小板计数、直接凝血因子 Xa 活性测定），或患者未服用这些抗凝剂＞ 48 h（假如肾功能正常）	Ⅲ级：有害	C–EO 级	2019 美国急性期指南
48 h 内使用凝血酶抑制剂或凝血因子 Xa 抑制剂，或各种实验室检查（如 APTT、INR、血小板计数、ECT、TT 或凝血因子 Xa 活性测定等）结果异常，是静脉溶栓的禁忌证	–	–	2018 中国诊治指南

30. 近期接受过大手术的患者能否静脉溶栓?

循证依据	推荐强度	证据级别	出处
对于持续时间＜4.5 h 的急性缺血性卒中患者，如果近 14 d 内接受了不可压迫部位（如腹部、胸部、颅内、血管化良好的组织或大动脉）的大手术，该部位可能会因为止血困难而发生严重出血，建议不溶栓	↓↓	⊕	2021 欧洲溶栓指南
近 14 d 内接受过大手术者，阿替普酶静脉溶栓可慎重考虑。需权衡手术部位出血风险与减少神经功能缺损的预期获益	Ⅱ b 级	C-LD 级	2019 美国急性期指南
近 3 个月内接受过颅内 / 脊髓内手术者，使用阿替普酶静脉溶栓可能有害	Ⅲ级：有害	C-EO 级	2019 美国急性期指南
近期（3 个月）有颅内或椎管内手术是静脉溶栓的禁忌证	–	–	2018 中国诊治指南
近 2 周内有大型外科手术是静脉溶栓的禁忌证	–	–	2018 中国诊治指南

31. 近期接受过腰椎穿刺的患者能否静脉溶栓?

循证依据	推荐强度	证据级别	出处
近 7 d 内接受过腰椎穿刺者，可考虑阿替普酶静脉溶栓	Ⅱ b 级	C-EO 级	2019 美国急性期指南

32. 近期接受过动脉穿刺的患者能否静脉溶栓?

循证依据	推荐强度	证据级别	出处
近 7 d 内不可压迫的血管接受过动脉穿刺者，阿替普酶静脉溶栓的安全性和有效性尚不确定	Ⅱ b 级	C–LD 级	2019 美国急性期指南
近 1 周内有在不易压迫止血部位的动脉穿刺是静脉溶栓的禁忌证	–	–	2018 中国诊治指南

33. 近期受过严重外伤但未累及头部的患者能否静脉溶栓?

循证依据	推荐强度	证据级别	出处
近 14 d 内有过严重外伤但未累及头部者，阿替普酶静脉溶栓可慎重考虑。需权衡外伤引起的出血风险与缺血性卒中严重程度及潜在的残疾风险	Ⅱ b 级	C–LD 级	2019 美国急性期指南
近 2 周内严重外伤（未伤及头颅）是静脉溶栓的相对禁忌证	–	–	2018 中国诊治指南

34. 近期受过严重头颅外伤的患者能否静脉溶栓?

循证依据	推荐强度	证据级别	出处
近 3 个月内有过严重头颅外伤者禁用阿替普酶静脉溶栓	Ⅲ级：有害	C-EO 级	2019 美国急性期指南
因为严重头颅外伤增加出血并发症风险，阿替普酶静脉溶栓不能用于头颅外伤急性期发生的外伤后院内梗死	Ⅲ级：有害	C-EO 级	2019 美国急性期指南
近 3 个月有严重头颅外伤史是静脉溶栓的禁忌证	-	-	2018 中国诊治指南

35. 有颅内出血史的患者能否静脉溶栓?

循证依据	推荐强度	证据级别	出处
对于持续时间＜ 4.5 h 且有颅内出血史的急性缺血性卒中患者，9 名专家中有 8 名建议在筛选的病例中进行阿替普酶静脉溶栓。如果出血已经过了很长一段时间，或出血是非复发性的（如创伤），或出血的原因已去除（如蛛网膜下腔出血经血管内动脉瘤栓塞或外科动脉瘤夹闭，或引起出血的特定抗血栓药物已停用），则可以考虑静脉溶栓	共识	-	2021 欧洲溶栓指南
有颅内出血史者，使用阿替普酶静脉溶栓可能有害	Ⅲ级：有害	C-EO 级	2019 美国急性期指南
既往颅内出血史是静脉溶栓的禁忌证	-	-	2018 中国诊治指南

36. 有脑微出血的患者能否静脉溶栓?

循证依据	推荐强度	证据级别	出处
对于持续时间< 4.5 h 的急性缺血性卒中患者，如果脑微出血负荷未知或已知较低（如< 10 个），建议阿替普酶静脉溶栓	↑?	⊕⊕	2021 欧洲溶栓指南
对于持续时间< 4.5 h 的急性缺血性卒中患者，如果脑微出血负荷已知较高（如> 10 个），建议不溶栓	↑?	⊕⊕	2021 欧洲溶栓指南
对于持续时间< 4.5 h 的急性缺血性卒中患者，9 名专家都建议在做出静脉溶栓决定之前，不用使用 MRI 检查评估脑微出血负荷	共识	–	2021 欧洲溶栓指南
不建议在阿替普酶静脉溶栓前常规进行头颅 MRI 检查以排除脑微出血	Ⅲ级：无益	B–NR 级	2019 美国急性期指南
对于既往头颅 MRI 检查发现有少量（1 ～ 10 个）微出血灶的患者，选择阿替普酶静脉溶栓是合理的	Ⅱ a 级	B–NR 级	2019 美国急性期指南
对于既往头颅 MRI 检查发现大量（> 10 个）微出血灶的患者，阿替普酶静脉溶栓与症状性颅内出血风险增加相关，且临床获益不明确。如果有潜在显著获益，溶栓可能是合理的	Ⅱ b 级	B–NR 级	2019 美国急性期指南
少量（1 ～ 10 个）脑内微出血是静脉溶栓的相对禁忌证	–	–	2018 中国诊治指南

37. 有脑白质病变的患者能否静脉溶栓?

循证依据	推荐强度	证据级别	出处
对于持续时间＜4.5 h 的急性缺血性卒中患者，如果有轻至中度脑白质病变，建议阿替普酶静脉溶栓	↑↑	⊕⊕⊕	2021 欧洲溶栓指南
对于持续时间＜4.5 h 的急性缺血性卒中患者，如果有重度脑白质病变，建议阿替普酶静脉溶栓	↑?	⊕⊕	2021 欧洲溶栓指南

38. 有未破裂动脉瘤的患者能否静脉溶栓?

循证依据	推荐强度	证据级别	出处
对于持续时间＜4.5 h 的急性缺血性卒中患者，如果有未破裂脑动脉瘤，建议阿替普酶静脉溶栓	↑?	⊕	2021 欧洲溶栓指南
有小或中等大小（＜10 mm）未破裂且未处理的颅内动脉瘤者，阿替普酶静脉溶栓是合理的，很可能建议使用	Ⅱa 级	C-LD 级	2019 美国急性期指南
有巨大的未破裂且未处理的颅内动脉瘤者，阿替普酶静脉溶栓的有效性和风险尚未证实	Ⅱb 级	C-LD 级	2019 美国急性期指南
巨大颅内动脉瘤是静脉溶栓的禁忌证	–	–	2018 中国诊治指南
颅内小动脉瘤（＜10 mm）是静脉溶栓的相对禁忌证	–	–	2018 中国诊治指南

39. 有 3 个月内缺血性卒中病史的患者能否静脉溶栓?

循证依据	推荐强度	证据级别	出处
对于持续时间＜ 4.5 h 的急性缺血性卒中患者，如果在过去 3 个月内有缺血性卒中病史，9 名专家均建议在筛选的病例中使用阿替普酶静脉溶栓，如小梗死、卒中发生早于 1 个月或临床恢复良好的患者	共识	–	2021 欧洲溶栓指南
近 3 个月内有过缺血性卒中病史者，使用阿替普酶静脉溶栓可能有害	Ⅲ级：有害	B–NR 级	2019 美国急性期指南
近 3 个月有卒中病史是静脉溶栓的禁忌证	–	–	2018 中国诊治指南

40. 癫痫患者能否静脉溶栓?

循证依据	推荐强度	证据级别	出处
对于持续时间＜ 4.5 h 的急性缺血性卒中患者，在卒中发病时有癫痫发作，且不怀疑类卒中样疾病、未发现严重头颅外伤，建议阿替普酶静脉溶栓	↑？	⊕	2021 欧洲溶栓指南
卒中发病时有痫性发作者，如果有证据提示残余症状是卒中所致而非痫性发作后现象，阿替普酶静脉溶栓是合理的	Ⅱ a 级	C–LD 级	2019 美国急性期指南
惊厥发作后出现的神经功能损害（与此次卒中发生相关）是静脉溶栓的相对禁忌证	–	–	2018 中国诊治指南

41. 有动脉夹层的患者能否静脉溶栓?

循证依据	推荐强度	证据级别	出处
对于持续时间＜ 4.5 h 的急性缺血性卒中合并主动脉弓夹层的患者，建议不溶栓	↓↓	⊕	2021 欧洲溶栓指南
对于持续时间＜ 4.5 h 的急性缺血性卒中合并孤立性颈动脉夹层的患者，建议阿替普酶静脉溶栓	↑?	⊕⊕	2021 欧洲溶栓指南
对于持续时间＜ 4.5 h 的急性缺血性卒中合并颅内动脉夹层的患者，9 名专家中有 6 名建议不溶栓	共识	–	2021 欧洲溶栓指南
已知或怀疑有主动脉弓夹层者，阿替普酶静脉溶栓可能有害，不应使用	Ⅲ级：有害	C–EO 级	2019 美国急性期指南
已知或怀疑急性缺血性卒中与颅外段颈动脉夹层有关者，在 4.5 h 时间窗内，阿替普酶静脉溶栓安全，很可能建议使用	Ⅱ a 级	C–LD 级	2019 美国急性期指南
已知或怀疑急性缺血性卒中与颅内动脉夹层有关者，阿替普酶静脉溶栓的有效性和出血风险尚不确定	Ⅱ b 级	C–LD 级	2019 美国急性期指南
主动脉弓夹层是静脉溶栓的禁忌证	–	–	2018 中国诊治指南
颅外段颈动脉夹层是静脉溶栓的相对禁忌证	–	–	2018 中国诊治指南

42. 有 3 个月内心肌梗死病史的患者能否静脉溶栓?

循证依据	推荐强度	证据级别	出处
对于持续时间＜ 4.5 h 的急性缺血性卒中患者，如果在 7 d 内有亚急性（＞ 6 h）ST 段抬高心肌梗死，建议不溶栓	↓?	⊕	2021 欧洲溶栓指南
对于持续时间＜ 4.5 h 的急性缺血性卒中患者，如果在最近 3 个月内有非 ST 段抬高心肌梗死，建议阿替普酶静脉溶栓	↑?	⊕	2021 欧洲溶栓指南
对于持续时间＜ 4.5 h 的急性缺血性卒中患者，如果在最近 1 周至 3 个月有 ST 段抬高心肌梗死，9 名专家都建议在特定情况下采用阿替普酶静脉溶栓。需考虑的变量包括心肌梗死的范围，是否接受了心肌梗死再通治疗及超声心动图检查结果	共识	–	2021 欧洲溶栓指南
近 3 个月有心肌梗死病史者，如果心肌梗死是非 ST 段抬高心肌梗死，阿替普酶静脉溶栓治疗缺血性卒中是合理的	Ⅱ a 级	C–LD 级	2019 美国急性期指南
近 3 个月有心肌梗死病史者，如果心肌梗死是累及右侧或下壁心肌的 ST 段抬高心肌梗死，阿替普酶静脉溶栓治疗缺血性卒中是合理的	Ⅱ a 级	C–LD 级	2019 美国急性期指南
近 3 个月有心肌梗死病史者，如果心肌梗死是累及左前壁心肌的 ST 段抬高心肌梗死，阿替普酶静脉溶栓治疗缺血性卒中是合理的	Ⅱ b 级	C–LD 级	2019 美国急性期指南
近 3 个月内有心肌梗死病史是静脉溶栓的相对禁忌证	–	–	2018 中国诊治指南

43. 有感染性心内膜炎的患者能否静脉溶栓？

循证依据	推荐强度	证据级别	出处
对于持续时间＜ 4.5 h 的急性缺血性卒中患者，如果确诊或疑似感染性心内膜炎，建议不溶栓	↓↓	⊕⊕	2021 欧洲溶栓指南
如果患者症状符合感染性心内膜炎，不应使用阿替普酶静脉溶栓，因为可使颅内出血风险增高	Ⅲ级：有害	C–LD 级	2019 美国急性期指南

44. 溶栓前用哪种影像学检查筛选患者？

循证依据	推荐强度	证据级别	出处
在阿替普酶静脉溶栓前，头颅 NCCT 能有效排除脑出血	Ⅰ级	A 级	2019 美国急性期指南
在阿替普酶静脉溶栓前，MRI 能有效排除脑出血	Ⅰ级	B–NR 级	2019 美国急性期指南
对于疑似卒中患者，应行头颅 NCCT 或 MRI（T_1/T_2/DWI）检查	Ⅰ级	C 级	2018 中国诊治指南

45. 是否绕过近处只能溶栓的医院，将患者转运至既能溶栓又能取栓的医院？

循证依据	推荐强度	证据级别	出处
应将筛查为卒中或强烈疑似卒中的患者迅速转运至最近的能够实施阿替普酶静脉溶栓的医院	Ⅰ级	B-NR 级	2019 美国急性期指南
区域内有多个静脉溶栓中心时，跨越最近的中心，将患者转运到有取栓能力的高级别卒中中心，其获益性尚不确定	Ⅱ b 级	B-NR 级	2019 美国急性期指南
应建立有效的院前流程，识别不适合静脉溶栓但有大血管闭塞可能的患者，以便于快速转运患者到就近的有取栓能力的中心实施机械取栓治疗	Ⅱ b 级	C-EO 级	2019 美国急性期指南
对突然出现疑似卒中症状的患者，应进行简要评估和急救处理，并尽快送往就近有条件的医院	Ⅰ级	C 级	2018 中国诊治指南

46. 进行 CTA 检查之前需要获得肾功能检查结果吗？

循证依据	推荐强度	证据级别	出处
对于怀疑大血管闭塞且无肾脏损害病史的患者，如果其他方面符合机械取栓标准，在获得血清肌酐水平之前进行 CTA 检查是合理的	Ⅱ a 级	B-NR 级	2019 美国急性期指南

47. 溶栓前需要获得哪些实验室检查结果？

循证依据	推荐强度	证据级别	出处
对于所有患者，在阿替普酶静脉溶栓开始之前只有血糖测定是必需的	Ⅰ级	B-NR 级	2019 美国急性期指南
高血糖或低血糖会有类似卒中的表现，临床医师应检测患者溶栓治疗前的血糖水平。阿替普酶静脉溶栓不适用于非血管病	Ⅲ级：无益	B-NR 级	2019 美国急性期指南
应进行必要的血液学、凝血功能和生化检查，以尽量缩短检查所需时间	Ⅰ级	C 级	2018 中国诊治指南

48. 低血压及低血容量的患者如何处理？

循证依据	推荐强度	证据级别	出处
低血压及低血容量应予以纠正，以维持足够的全身灌注，支持脏器功能	Ⅰ级	C-EO 级	2019 美国急性期指南
卒中后低血压的患者应积极寻找和处理原因，必要时可采用扩容升压措施。可静脉输注 0.9%氯化钠注射液纠正低血容量，处理可能引起心输出量减少的心脏问题	-	-	2018 中国诊治指南

49. 有镰状细胞贫血的患者能否静脉溶栓?

循证依据	推荐强度	证据级别	出处
对于合并镰状细胞贫血的成年急性缺血性卒中患者，阿替普酶静脉溶栓有益	Ⅱa级	B-NR级	2019美国急性期指南

50. 使用低分子肝素的患者能否静脉溶栓?

循证依据	推荐强度	证据级别	出处
阿替普酶静脉溶栓不应用于近24 h内接受全治疗剂量（非预防剂量）低分子肝素者	Ⅲ级：有害	B-NR级	2019美国急性期指南
24 h内接受过低分子肝素治疗是静脉溶栓的禁忌证	-	-	2018中国诊治指南

51. 为什么说“时间就是大脑”？

循证依据	推荐强度	证据级别	出处
适合阿替普酶静脉溶栓的患者，治疗获益是时间依赖性的，应尽早开始	Ⅰ级	A级	2018中国诊治指南

52. 如何在溶栓、取栓时尽量缩短延误?

循证依据	推荐强度	证据级别	出处
建议建立卒中医疗系统，使具有静脉溶栓及机械取栓适应证的患者在尽可能短的发病 – 治疗时间内得到治疗	Ⅰ级	A 级	2019 美国急性期指南
应建立卒中医疗系统，使有可能接受静脉溶栓和（或）机械取栓的患者尽快接受脑影像检查	Ⅰ级	B–NR 级	2019 美国急性期指南
发病到治疗的时间会明显影响患者结局。阿替普酶静脉溶栓不能因观察症状有无改善而延误	Ⅲ级：有害	C–EO 级	2019 美国急性期指南
类卒中样疾病患者中，症状性颅内出血风险非常低。很可能建议启动阿替普酶静脉溶栓优先于为做更多诊断性检查而推迟治疗	Ⅱ a 级	B–NR 级	2019 美国急性期指南
如果患者无血小板减少病史，在获得血小板计数前可启动阿替普酶静脉溶栓治疗；一旦血小板计数＜ 100×10^9/L，即应停止阿替普酶静脉溶栓。如果患者近期未使用口服抗凝剂或肝素，在凝血结果获得之前可启动阿替普酶静脉溶栓治疗；一旦 INR ＞ 1.7 或 PT 异常升高，即应停止阿替普酶静脉溶栓	Ⅲ级：有害	C–EO 级	2019 美国急性期指南

53. 类卒中样疾病患者能否静脉溶栓?

循证依据	推荐强度	证据级别	出处
类卒中样疾病是静脉溶栓的相对禁忌证	–	–	2018 中国诊治指南

54. 既往残疾的患者能否静脉溶栓？

循证依据	推荐强度	证据级别	出处
对于持续时间＜4.5 h的急性缺血性卒中患者，如果既往残疾，建议阿替普酶静脉溶栓	↑？	⊕	2021欧洲溶栓指南
原有残疾可能不会独立增加阿替普酶静脉溶栓的症状性颅内出血风险，但是神经功能改善更少、死亡率更高。对于原有残疾者（mRS≥2分），阿替普酶静脉溶栓可能是合理的，但决策时要考虑相关因素，包括生活质量、社会支持、居住地、照料需求、患者及其家庭的价值观、治疗目标	Ⅱb级	B-NR级	2019美国急性期指南
既往疾病遗留较重神经功能残疾是静脉溶栓的相对禁忌证	–	–	2018中国诊治指南

55. 既往痴呆的患者能否静脉溶栓？

循证依据	推荐强度	证据级别	出处
原有痴呆者可能从阿替普酶静脉溶栓中获益。决策时要考虑预期寿命、发病前神经功能水平，以评估阿替普酶静脉溶栓能否带来有临床意义的获益	Ⅱb级	B-NR级	2019美国急性期指南
痴呆是静脉溶栓的相对禁忌证	–	–	2018中国诊治指南

56. 既往消化道、泌尿或生殖道出血的患者能否静脉溶栓？

循证依据	推荐强度	证据级别	出处
既往有消化道、泌尿或生殖道出血者，文献报道阿替普酶静脉溶栓的出血风险低。此类患者接受阿替普酶静脉溶栓治疗可能是合理的	Ⅱb 级	C-LD 级	2019 美国急性期指南

57. 最近 3 周内消化道、泌尿或生殖道出血的患者能否静脉溶栓？

循证依据	推荐强度	证据级别	出处
有胃肠道恶性肿瘤或 21 d 内胃肠道出血者应视为高危，采用阿替普酶静脉溶栓可能有害	Ⅲ级：有害	C-EO 级	2019 美国急性期指南
近 3 周内有胃肠或泌尿系统出血是静脉溶栓的禁忌证	–	–	2018 中国诊治指南

58. 有活动性内脏出血的患者能否静脉溶栓？

循证依据	推荐强度	证据级别	出处
活动性内脏出血是静脉溶栓的禁忌证	–	–	2018 中国诊治指南

59. 月经期女性能否静脉溶栓?

循证依据	推荐强度	证据级别	出处
月经期女性，如果没有月经过多，阿替普酶静脉溶栓很可能适合。但应提示患者，阿替普酶治疗可能增加月经出血量	Ⅱ a 级	C–EO 级	2019 美国急性期指南

60. 月经过多但无贫血的女性能否静脉溶栓?

循证依据	推荐强度	证据级别	出处
近期月经过多或有活动性月经过多史者，如果没有明显贫血或低血压，可以考虑阿替普酶静脉溶栓，因为潜在获益可能超过严重出血风险	Ⅱ b 级	C–LD 级	2019 美国急性期指南

61. 月经过多且有贫血的女性能否静脉溶栓?

循证依据	推荐强度	证据级别	出处
近期月经过多或有活动性阴道出血史者，如果有明显贫血，在进行阿替普酶静脉溶栓治疗决策前，可能需要请妇科医师急会诊	Ⅱ a 级	C–EO 级	2019 美国急性期指南

62. 有颅内血管畸形的患者能否静脉溶栓?

循证依据	推荐强度	证据级别	出处
有未破裂且未处理的颅内血管畸形者，阿替普酶静脉溶栓的有效性和风险尚未明确	Ⅱb 级	C–LD 级	2019 美国急性期指南
未破裂且未经治疗的动静脉畸形是静脉溶栓的相对禁忌证	–	–	2018 中国诊治指南

63. 有颅内肿瘤的患者能否静脉溶栓?

循证依据	推荐强度	证据级别	出处
有轴外颅内肿瘤者，很可能建议阿替普酶静脉溶栓	Ⅱa 级	C–EO 级	2019 美国急性期指南
有轴内颅内肿瘤者，阿替普酶静脉溶栓可能有害	Ⅲ级：有害	C–EO 级	2019 美国急性期指南
颅内肿瘤是静脉溶栓的禁忌证	–	–	2018 中国诊治指南

注：颅内肿瘤按其来源可分为轴内肿瘤和轴外肿瘤。轴内肿瘤是指起源于或发生于胚胎期神经管的脑实质内的肿瘤，如胶质瘤、神经节细胞瘤等；轴外肿瘤是指起源于颅骨、硬脑膜、软脑膜、颅神经、血管、胚胎残存组织的肿瘤等，如血管瘤、脑膜瘤、畸胎瘤等。垂体瘤和听神经瘤虽然皆为脑结构，但因在脑实质外，也属于轴外肿瘤。

64. 同时发生急性心肌梗死的患者能否静脉溶栓?

循证依据	推荐强度	证据级别	出处
同时发生急性缺血性卒中和急性心肌梗死者，按脑缺血剂量给予阿替普酶静脉溶栓。如果有指征，继以经皮冠状动脉腔内成形术或冠状动脉支架置入术，是合理的	Ⅱa级	C-EO级	2019美国急性期指南

65. 有急性心包炎的患者能否静脉溶栓?

循证依据	推荐强度	证据级别	出处
很可能导致严重残疾的严重急性缺血性卒中，如果有急性心包炎，阿替普酶静脉溶栓可能是合理的。建议请心血管专业医师急会诊	Ⅱb级	C-EO级	2019美国急性期指南
很可能导致轻度残疾的中度急性缺血性卒中，如果有急性心包炎，阿替普酶静脉溶栓的净获益不确定	Ⅱb级	C-EO级	2019美国急性期指南

66. 有左心房或左心室血栓的患者能否静脉溶栓?

循证依据	推荐强度	证据级别	出处
很可能导致严重残疾的严重急性缺血性卒中，如果已知有左心房或左心室血栓，阿替普酶静脉溶栓可能是合理的	Ⅱb级	C-LD级	2019美国急性期指南
很可能导致轻度残疾的中度急性缺血性卒中，如果已知有左心房或左心室血栓，阿替普酶静脉溶栓的净获益不确定	Ⅱb级	C-LD级	2019美国急性期指南

67. 有心脏黏液瘤的患者能否静脉溶栓？

循证依据	推荐强度	证据级别	出处
很可能导致严重残疾的严重急性缺血性卒中，如果有心脏黏液瘤，阿替普酶静脉溶栓可能是合理的	Ⅱ b 级	C–LD 级	2019 美国急性期指南

68. 有心脏乳头状弹力纤维瘤的患者能否静脉溶栓？

循证依据	推荐强度	证据级别	出处
很可能导致严重残疾的严重急性缺血性卒中，如果有心脏乳头状弹力纤维瘤，阿替普酶静脉溶栓可能是合理的	Ⅱ b 级	C–LD 级	2019 美国急性期指南

69. 心脏或脑血管造影导致急性缺血性卒中的患者能否静脉溶栓？

循证依据	推荐强度	证据级别	出处
如果急性缺血性卒中是心脏或脑血管造影操作的并发症，阿替普酶静脉溶栓是合理的。参考普通的筛选标准	Ⅱ a 级	A 级	2019 美国急性期指南

70. 妊娠患者能否静脉溶栓？

循证依据	推荐强度	证据级别	出处
有中度或严重急性缺血性卒中的妊娠患者，如果溶栓的预期获益超过增加的子宫出血风险，可以考虑阿替普酶静脉溶栓	Ⅱ b 级	C-LD 级	2019 美国急性期指南
妊娠是静脉溶栓的相对禁忌证	-	-	2018 中国诊治指南

71. 产后早期的患者能否静脉溶栓？

循证依据	推荐强度	证据级别	出处
产后早期（分娩后＜ 14 d），阿替普酶静脉溶栓的安全性和有效性尚未证实	Ⅱ b 级	C-LD 级	2019 美国急性期指南
产后是静脉溶栓的相对禁忌证	-	-	2018 中国诊治指南

72. 有出血性眼科疾病史的患者能否静脉溶栓？

循证依据	推荐强度	证据级别	出处
有糖尿病性视网膜病变或其他出血性眼科疾病病史者，阿替普酶静脉溶栓的建议是合理的，但要权衡潜在的视力丧失风险和减轻卒中症状带来的预期获益	Ⅱ a 级	B-NR 级	2019 美国急性期指南

73. 有大脑中动脉高密度征的患者能否静脉溶栓？

循证依据	推荐强度	证据级别	出处
有大脑中动脉高密度征的患者，阿替普酶静脉溶栓有益	Ⅱa级	B-NR级	2019美国急性期指南

74. 毒品滥用者能否静脉溶栓？

循证依据	推荐强度	证据级别	出处
医师应了解，毒品是隐源性卒中的原因之一。如果急性缺血性卒中与吸毒有关，又无其他禁忌证，阿替普酶静脉溶栓是合理的	Ⅱa级	C-LD级	2019美国急性期指南
使用违禁药物是静脉溶栓的相对禁忌证	-	-	2018中国诊治指南

75. 溶栓前血压过高如何处理?

循证依据	推荐强度	证据级别	出处
①除血压＞ 185/110 mmHg 之外，患者其他方面都适合急性再灌注治疗： ·拉贝洛尔 10 ～ 20 mg 静脉注射，1 ～ 2 min 注完，可以重复一次 ·或尼卡地平静脉滴注，5 mg/h，滴速每隔 5 ～ 15 min 增加 2.5 mg/h，最大滴速 15 mg/h，当达到目标血压值，调整至维持合适血压限度 ·或氯维地平静脉滴注，1 ～ 2 mg/h，滴速每隔 2 ～ 5 min 加倍，直到达到理想血压，最大滴速 21 mg/h ·其他药物（如肼苯哒嗪、依那普利）也可考虑 ②如果血压未≤ 185/110 mmHg，不要给予阿替普酶 ③阿替普酶或其他急性再灌注治疗的治疗中和治疗后血压管理，保持血压≤ 185/105 mmHg： ·从阿替普酶治疗开始起，每 15 min 测一次血压，连续监测 2 h；再每 30 min 测一次，连续监测 6 h；然后每 1 h 测一次，连续监测 16 h ④如果收缩压＞ 180 ～ 230 mmHg 或舒张压＞ 105 ～ 120 mmHg： ·拉贝洛尔 10 mg 静脉注射，继以静脉滴注 2 ～ 8 mg/min ·或尼卡地平静脉滴注，5 mg/h，滴速每隔 5 ～ 15 min 增加 2.5 mg/h，最大滴速 15 mg/h ·或氯维地平静脉滴注，1 ～ 2 mg/h，滴速每隔 2 ～ 5 min 加倍，直到达到理想血压，最大滴速 21 mg/h	Ⅱ b 级	C-EO 级	2019 美国急性期指南

续表

循证依据	推荐强度	证据级别	出处
⑤如果血压未得到控制，或舒张压＞140 mmHg，考虑静脉滴注硝普钠 * 有共病者可能需要不同的治疗方案。急性冠状动脉事件、急性左心衰竭、主动脉夹层或子痫前期 / 子痫可能受益于快速降压	Ⅱ b 级	C–EO 级	2019 美国急性期指南
选用拉贝洛尔、尼卡地平等药物静脉滴注，建议使用微量输液泵给予降血压药。避免使用引起血压急剧下降的药物	–	–	2018 中国诊治指南

76. 溶栓后 24 h 内症状性颅内出血如何处理？

循证依据	推荐强度	证据级别	出处
①停止阿替普酶输注 ②检测血常规、INR、APTT、纤维蛋白原，查血型，交叉配血 ③立即行头颅 NCCT 检查 ④冷沉淀（含凝血因子Ⅷ）10 U 在 10 ～ 30 min 静脉滴注完（1 h 起效，12 h 达峰浓度）。如果纤维蛋白原水平＜ 200 mg/dL，可再次给予冷沉淀 ⑤氨甲环酸 1000 mg，10 min 静脉滴注完；或氨基己酸 4 ～ 5 g，1 h 静脉滴注完，以后维持剂量为 1 g/h，直至出血得到控制（3 h 达峰浓度） ⑥血液科和神经外科会诊 ⑦支持治疗，包括控制血压、颅内压、脑灌注压、平均动脉压、体温和血糖	Ⅱ b 级	C–EO 级	2019 美国急性期指南

77. 溶栓后血管源性唇舌水肿如何处理?

循证依据	推荐强度	证据级别	出处
①维持气道通畅 ·如果水肿仅限于前舌和唇，不需要气管插管 ·如果水肿累及喉、软腭、口底或口咽，快速进展（30 min 内），可能需要气管插管 ·如果患者清醒则纤维支气管镜插管最佳。经鼻气管插管可能需要，但阿替普酶静脉溶栓后鼻出血风险增高。环甲膜切开术很少用到，且阿替普酶静脉溶栓后采用该方法的问题较多 ②停止阿替普酶静脉溶栓，停用 ACEI 类药物 ③静脉注射甲泼尼龙 125 mg ④静脉注射苯海拉明 50 mg ⑤静脉注射雷尼替丁 50 mg 或静脉注射法莫替丁 20 mg ⑥如果血管性水肿继续加重，采用 0.1% 肾上腺素 0.3 mL 皮下注射或 0.5 mL 雾化吸入 ⑦选择性缓激肽 B2 受体拮抗剂艾替班特，3 mL（30 mg）腹部皮下注射；每间隔 6 h 可再给予 30 mg，24 h 内不超过 3 次血浆衍生 C1 酯酶抑制剂（20 IU/kg）被成功用于治疗遗传性血管性水肿和 ACEI 相关的血管性水肿 ⑧支持治疗	Ⅱ b 级	C–EO 级	2019 美国急性期指南

78. 阿替普酶静脉溶栓时如何给药和监护？

循证依据	推荐强度	证据级别	出处
① 0.9 mg/kg（最大剂量 90 mg），10% 剂量团注，1 min 输注完，剩余 90% 剂量 60 min 静脉滴注完 ②收入重症监护室或卒中单元监护 ③如果患者出现严重头痛、急性高血压、恶心或呕吐、神经功能进行性恶化，停药（如果正在输注阿替普酶），急查头颅 CT ④测量血压且进行神经系统查体，最初 2 h 每 15 min 一次，随后的 6 h 每 30 min 一次，最后每 1 h 一次直至阿替普酶治疗后 24 h ⑤如果收缩压≥ 180 mmHg 或舒张压≥ 105 mmHg，需提高测血压的频率；给予降压药以维持血压≤ 180/105 mmHg ⑥在保障患者安全管理的前提下，推迟放置鼻胃管、保留导尿管或动脉内测压导管 ⑦阿替普酶静脉溶栓后 24 h，在开始使用抗凝剂或抗血小板药物前，复查头颅 CT 或 MRI	–	–	2019 美国急性期指南
①将患者收入重症监护病房或卒中单元进行监护 ②定期进行血压和神经功能检查，静脉溶栓治疗中及结束后 2 h 内，每 15 min 进行一次血压测量和神经功能评估；然后每 30 min 一次，持续 6 h；以后 1 h 一次直至治疗后 24 h ③如果出现严重头痛、高血压、恶心或呕吐，或神经症状体征恶化，应立即停用溶栓药物并行头颅 CT 检查 ④如果收缩压≥ 180 mmHg 或舒张压≥ 100 mmHg，应增加血压监测次数，并给予降压药物 ⑤鼻饲管、导尿管及动脉内测压管在病情许可的情况下应延迟放置 ⑥溶栓 24 h 后，给予抗凝药或抗血小板药物前应复查头颅 CT/MRI	–	–	2018 中国诊治指南

79. 远程卒中医疗能否用于静脉溶栓？

循证依据	推荐强度	证据级别	出处
远程卒中 / 远程影像学评估急性缺血性卒中患者，可有效地做出正确的阿替普酶静脉溶栓决策	Ⅱ a 级	B–R 级	2019 美国急性期指南
远程卒中会诊指导阿替普酶静脉溶栓治疗急性缺血性卒中对患者有益	Ⅱ a 级	B–NR 级	2019 美国急性期指南
在无院内影像判读专家的地方，建议采用批准的远程影像系统及时判读疑似急性卒中患者的脑影像	Ⅰ级	A 级	2019 美国急性期指南
在远程卒中网络内，批准的远程影像系统能够及时、快速地判读影像，对阿替普酶静脉溶栓治疗决策有帮助	Ⅰ级	A 级	2019 美国急性期指南
使用远程医疗 / 远程卒中资源和系统应得到医疗机构、政府、付款方和供应商的支持，以确保 24 h × 7 d、在各种医疗机构内都能治疗急性卒中患者	Ⅰ级	C–EO 级	2019 美国急性期指南
对于有可能通过院际转诊实现机械取栓的急性缺血性卒中患者，应用远程卒中网络进行患者分诊可能是合理的	Ⅱ b 级	B–NR 级	2019 美国急性期指南

80. 电话会诊能否用于静脉溶栓?

循证依据	推荐强度	证据级别	出处
电话会诊指导社区医师做出阿替普酶静脉溶栓决策，可行且安全。如果一家医院既无卒中团队又无远程卒中系统，可考虑电话会诊	Ⅱ b 级	C-LD 级	2019 美国急性期指南

81. 卒中评估工具能否用于静脉溶栓?

循证依据	推荐强度	证据级别	出处
建议急救人员（包括 EMS 调度员）使用卒中评估工具	Ⅰ级	B-NR 级	2019 美国急性期指南
建议使用卒中严重程度量表，最好是 NIHSS	Ⅰ级	B-NR 级	2019 美国急性期指南
运用神经功能缺损量表评估病情程度	Ⅱ级	C 级	2018 中国诊治指南

82. 到院 - 治疗的静脉溶栓目标时间是多少?

循证依据	推荐强度	证据级别	出处
按诊断流程对疑似卒中患者进行快速诊断，尽可能在到达急诊室后 60 min 内完成头颅 CT 等基本评估并开始治疗，有条件者应尽量缩短 DNT	Ⅰ级	B 级	2018 中国诊治指南
静脉溶栓应尽快进行，尽可能减少延误，在 DNT 60 min 的时间内，尽可能缩短时间	–	–	2018 中国诊治指南

83. 除了阿替普酶，还有哪些药物可用于静脉溶栓？

循证依据	推荐强度	证据级别	出处
除了阿替普酶和替奈普酶，不建议使用静脉降纤药物或其他溶栓药物	Ⅲ级：无益	B-R 级	2019 美国急性期指南
发病在 6 h 内，可根据适应证和禁忌证标准严格选择患者给予尿激酶静脉溶栓	Ⅱ级	B 级	2018 中国诊治指南
除了阿替普酶、替奈普酶、尿激酶，不推荐在临床试验以外使用其他溶栓药物	Ⅰ级	C 级	2018 中国诊治指南

84. 如果患者同时适合静脉溶栓和机械取栓，应如何治疗？

循证依据	推荐强度	证据级别	出处
适合阿替普酶静脉溶栓的患者应接受阿替普酶静脉溶栓治疗，即使正在考虑血管内治疗	Ⅰ级	A 级	2019 美国急性期指南
遵循阿替普酶静脉溶栓优先原则，静脉溶栓是血管再通治疗的首选方法。如果患者同时符合静脉溶栓和机械取栓指征，应先接受阿替普酶静脉溶栓治疗	Ⅰ级	A 级	2018 中国诊治指南

85. 静脉溶栓是否存在风险？

循证依据	推荐强度	证据级别	出处
筛选阿替普酶静脉溶栓适应证时，应讨论潜在风险；在进行治疗决策时，应权衡潜在风险和潜在获益	Ⅰ级	C-EO 级	2019 美国急性期指南

86. 静脉溶栓时要预备处理哪些风险?

循证依据	推荐强度	证据级别	出处
患者接受静脉溶栓治疗时，医师应做好处理潜在急性不良反应的准备，包括出血性并发症和有可能导致气道部分梗阻的血管性水肿	Ⅰ级	B–NR 级	2019 美国急性期指南
静脉溶栓治疗过程中，医师应充分准备应对紧急的不良反应，包括出血并发症和可能引起气道梗阻的血管性水肿	Ⅰ级	B 级	2018 中国诊治指南

87. 尿激酶静脉溶栓时如何用药和监护?

循证依据	推荐强度	证据级别	出处
尿激酶 100 万～ 150 万 IU，溶于 0.9% 氯化钠注射液 100 ～ 200 mL，持续静脉滴注 30 min。用药期间应严密监护患者	Ⅱ级	B 级	2018 中国诊治指南

88. 静脉溶栓时是否需要进行血管检查?

循证依据	推荐强度	证据级别	出处
不影响静脉溶栓或机械取栓的情况下，应行血管病变检查	Ⅱ级	C 级	2018 中国诊治指南
必要时根据发病时间及临床特征行多模式影像评估，以决定是否进行血管内治疗	Ⅱ级	A 级	2018 中国诊治指南

89. 静脉溶栓时是否需要进行心电图检查?

循证依据	推荐强度	证据级别	出处
应行心电图检查	Ⅰ级	C级	2018中国诊治指南
有条件时应持续心电监测	Ⅱ级	C级	2018中国诊治指南

90. 替罗非班和依替巴肽能否用于静脉溶栓后辅助治疗?

循证依据	推荐强度	证据级别	出处
静脉应用GP Ⅱb/Ⅲa受体拮抗剂替罗非班和依替巴肽与静脉阿替普酶溶栓共同给药的有效性尚未证实	Ⅱb级	B-NR级	2019美国急性期指南
对于发病时间处于溶栓时间窗内的急性缺血性卒中患者，使用替罗非班作为静脉溶栓的辅助治疗是合理的。推荐的用法用量为在静脉溶栓后2～12 h以0.4 μg/（kg·min）的速率输注30 min，然后以0.1 μg/（kg·min）的速率连续静脉输注24～72 h，并根据肌酐清除率进行调整	Ⅱa级	C级	2019中国替罗非班共识

91. 近期接受白内障手术的患者能否静脉溶栓?

循证依据	推荐强度	证据级别	出处
白内障手术未被列为静脉溶栓的禁忌证	–	–	各国指南

92. 有真性红细胞增多症的患者能否静脉溶栓？

循证依据	推荐强度	证据级别	出处
真性红细胞增多症未被列为静脉溶栓的禁忌证	–	–	各国指南

93. 有原发性血小板增多症的患者能否静脉溶栓？

循证依据	推荐强度	证据级别	出处
原发性血小板增多症未被列为静脉溶栓的禁忌证	–	–	各国指南

94. 有烟雾病或烟雾综合征的患者能否静脉溶栓？

循证依据	推荐强度	证据级别	出处
烟雾病或烟雾综合征未被列为静脉溶栓的禁忌证	–	–	各国指南

95. 有海绵状血管瘤的患者能否静脉溶栓？

循证依据	推荐强度	证据级别	出处
海绵状血管瘤未被列为静脉溶栓的禁忌证	–	–	各国指南

96. 有硬脑膜下积液的患者能否静脉溶栓？

循证依据	推荐强度	证据级别	出处
硬脑膜下积液未被列为静脉溶栓的禁忌证	–	–	各国指南

97. 有视网膜梗死的患者能否静脉溶栓？

循证依据	推荐强度	证据级别	出处
视网膜梗死是急性缺血性卒中的一种，可以溶栓	–	–	–

98. 有脊髓梗死的患者能否静脉溶栓？

循证依据	推荐强度	证据级别	出处
脊髓梗死是急性缺血性卒中的一种，可以溶栓	–	–	–

99. 儿童能否静脉溶栓？

循证依据	推荐强度	证据级别	出处
≥ 2 岁儿童按照成人剂量标准（0.9 mg/kg）静脉溶栓	–	–	2016 美国儿童卒中指南
儿童不是静脉溶栓的适用人群	–	–	除 2016 美国儿童卒中指南外的其他各国指南

100. 儿童静脉溶栓时，血压需控制在什么范围？

2016 美国儿童卒中指南推荐，儿童静脉溶栓时收缩压维持于相应年龄的 50% 到高于 95% 的 15% 之间。

男性儿童

年龄	50%（mmHg）	95%（mmHg）	高于 95% 的 15%（mmHg）
1 ～ 4 岁	90	112	129
5 岁	95	113	130
6 ～ 10 岁	96	121	139
11 ～ 18 岁	105	140	161

女性儿童

年龄	50%（mmHg）	95%（mmHg）	高于 95% 的 15%（mmHg）
1 ～ 4 岁	90	111	128
5 岁	94	113	130
6 ～ 10 岁	96	121	139
11 ～ 18 岁	105	131	151

急性缺血性卒中机械取栓

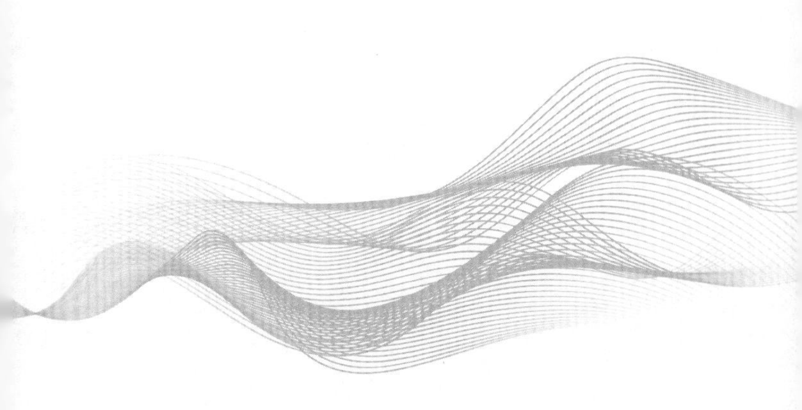

2015 年《新英格兰医学杂志》发表了 5 项临床 RCT 的结果，均证实血管内治疗对急性前循环大血管闭塞性缺血性卒中有效，从而迎来了机械取栓术的“春天”，改写了急性缺血性卒中血管内治疗指南。自此，急性大血管闭塞性缺血性卒中的救治模式步入新时代，急诊机械取栓术成为急性缺血性卒中治疗里程碑式治疗方式。

经过几年的发展，急性缺血性卒中机械取栓的适用范围日趋扩大，但仍有很多指南未解决的实际问题。我们把机械取栓临床治疗中有可能遇到的 100 多个常见问题进行归纳总结，按照院前转运、患者筛选、影像评估和取栓操作的诊疗流程进行编排，以解答临床一线医师的疑惑。本部分所引用的相关指南的全称、发布机构及在本文中对应的简称见表 2-1，具体指南的推荐强度和证据级别见附录 1、2、4、5。

表 2-1　本章节涉及的指南全称、发布机构及对应的简称

指南全称	发布机构	发布时间	指南简称
急性缺血性卒中机械取栓指南	欧洲卒中组织，欧洲微创神经治疗学会	2019 年	2019 欧洲取栓指南
中国急性缺血性卒中血管内治疗指南 2018	中国卒中学会	2018 年	2018 中国取栓指南
2018 急性缺血性卒中早期管理指南 2019 更新版	美国心脏学会 / 美国卒中学会	2019 年	2019 美国急性期指南
缺血性卒中脑侧支循环评估与干预中国指南（2017）	中国卒中学会脑血流与代谢分会	2017 年	2017 中国侧支循环指南
急性缺血性卒中再灌注治疗医疗质量评价与改进专家建议	国家神经系统疾病医疗质量控制中心，中国卒中学会	2021 年	2021 中国质量建议

院前转运

1. 院前如何预测大血管闭塞?

目前尚没有足够的证据证明临床评估量表可帮助院前筛选适合机械取栓的患者。对怀疑为急性缺血性卒中的患者，无论发病时间如何，均建议其接受包括血管影像检查在内的急诊头颅影像学检查，以明确是否存在大血管闭塞。

不过，对患者进行神经功能量表评估，确实能够帮助预测大血管闭塞。NIHSS 是准确性和特异性都较高的大血管闭塞预测工具：当 NIHSS ≥ 10 分时，预测大血管闭塞的敏感度为 73%，特异度为 74%；当 NIHSS ≥ 6 分时，预测的敏感度为 87%，特异度为 52%。但 NIHSS 的评估过程相对复杂，需要神经科专业人员执行。另外，还可使用简易评分来预测急性大血管闭塞。快速的初步筛查便于对疑似大血管闭塞的患者进行针对性的转运和影像评估。表 2–2 列出了常用的简易的和复杂的临床量表及其预测大血管闭塞的评分截点，表 2–3 为本问题的循证依据。

表 2-2 预测大血管闭塞的简易的和复杂的临床量表及其评分截点

简易评分量表	评分截点	复杂评分量表	评分截点
G-FAST	≥ 3 分	NIHSS	≥ 7 分
FAST-ED	≥ 4 分	RACE	≥ 2 分
LAMS	≥ 4 分	ASTRAL	≥ 13 分
C-STAT	≥ 1 分		
PASS	≥ 2 分		

表 2-3 循证依据和推荐强度

循证依据	推荐强度	证据级别	出处
对于怀疑急性缺血性卒中的患者，并不推荐采用院前评分量表以提高对适合机械取栓治疗患者的识别能力。推荐在可能的情况下，将患者纳入专门的 RCT 中	-	非常低 ⊕	2019 欧洲取栓指南
发病 3 h 内、NIHSS ≥ 9 分或发病 6 h 内、NIHSS ≥ 7 分，提示存在大血管闭塞	Ⅱ a 级	B 级	2018 中国取栓指南

2. 什么是 G-FAST 评分？

G-FAST 是在 FAST 评分的基础上增加凝视项后预测急性前循环大动脉闭塞的量表。G-FAST 的敏感度和特异度不劣于 NIHSS，且更简单、易操作。G-FAST 包括凝视、面瘫、语言障碍与上肢力弱 4 项，每项阳性即加 1 分。

G-FAST 的意义：G-FAST ≥ 3 分可用于在发病 6 h 内的急性缺血性卒中患者中初步筛选急性前循环大动脉闭塞患者。当 G-FAST 评分预测前循环大动脉闭塞界值为 2.5 分时，其敏感度为 79.3%，特异度为 64.3%。G–FAST 作为快速评估前循环大动脉闭塞的一种简便易行的预测工具，具有较好的应用前景。G–FAST ≥ 3 分可能提示急性缺血性卒中患者存在前循环大动脉闭塞，条件允许时对此类患者可考虑尽早进行血管内治疗。

3. 什么是 ACT-FAST 三步评估流程？

ACT–FAST 是一种简单、快速的评估工具，通过三步评估流程来识别可能适合机械取栓的急性前循环大血管闭塞患者。

ACT–FAST 的第一步是使用 NIHSS 的上肢功能评分方法，评估单侧手臂的力量：让患者抬起上肢，手臂在 10 s 内落到担架上计为 1 分。该评估工具提供了在困难情况下（如患者不合作）的额外建议。

ACT–FAST 的第二步取决于哪侧上肢力弱。如右侧肌力下降，建议评估是否有严重的语言障碍；如左侧肌力下降，建议评估双眼是否向力弱对侧有持续并显著的凝视。如果有，这一步就完成了，否则建议评估是否有严重的半球忽视症：轻拍患者的肩膀两次并叫他们的名字，如果患者在轻拍肩膀时，没有迅速转头并目视评估者，则被评估为有严重的半球忽视症。在患者不配合的情况下，这种评估方法优于 NIHSS 评分。

ACT–FAST 的最后一步旨在确定神经功能障碍不是此次发病前就存在的，发病时间在 6 h 内，确定发病前的神经功能水平，排除常见的假性卒中。

4. 考虑大血管闭塞的患者如何进行院前转运?

目前，将可疑卒中的患者跨越溶栓中心，直接运送到取栓中心的获益性尚不明确。但对于通过临床症状判断可能存在大血管闭塞的患者，建议转运到就近的（30 min 内）有取栓能力的卒中中心，院前急救团队通过区域网络提前联络医院，进行预警，有助于院前 - 院内衔接。应结合区域卒中救治服务的组织模式和患者的特点进行合理的转运。表 2–4 为本问题的循证依据。

表 2–4　循证依据和推荐强度

循证依据	推荐强度	证据级别	出处
区域内有多个静脉溶栓中心时，跨越最近的中心，将患者转运到有取栓能力的高级别卒中中心，其获益性尚不确定	Ⅱ b 级	B–NR 级	2019 美国急性期指南
应建立有效的院前流程，识别不适合静脉溶栓但有大血管闭塞可能的患者，以便于快速转运患者到就近的有取栓能力的中心实施机械取栓治疗	Ⅱ b 级	C–EO 级	2019 美国急性期指南
为了使具有静脉溶栓和机械取栓适应证的患者实现最快的治疗，推荐发展卒中服务系统	Ⅰ级	A 级	2019 美国急性期指南
对于筛选适合院际转运进行急诊机械取栓治疗的缺血性卒中患者，采用远程卒中网络辅助诊疗，可能是适合的	Ⅱ b 级	B–NR 级	2019 美国急性期指南
目前无法对何种转运模式有助于提高患者的功能预后做出推荐意见	–	非常低 ⊕	2019 欧洲取栓指南
推荐在综合卒中中心进行治疗	强↑↑	非常低 ⊕	2019 欧洲取栓指南

5. 直接转运患者到导管室能否改善预后?

从发病到再灌注的时间是影响患者临床预后的重要因素，也是与最终再灌注状态最相关的可干预指标。由于患者获得功能独立的机会随着灌注的延迟而降低，因此目前正在研究缩短这一时间间隔的策略。

DTP 是指患者从入院到动脉穿刺的时间，被广泛用于评估医院内取栓工作流程的效率，并已证明与患者的临床结局相关。尽管临床都在致力于缩短 DTP，但从已公布的登记研究和临床试验的结果来看，将 DTP 缩短到 60 min 以内（专家一致推荐的目标）是比较困难的。

为了缩短 DTP，优化院内工作流程，目前人们正在针对严重卒中患者探索急期性治疗新模式：对于高度怀疑大血管闭塞的患者（NIHSS ≥ 10 分），采用绕过急诊室和传统影像学检查，直接将患者转移到血管造影室进行诊疗的 DTAS 方案。到达血管造影室后，使用平板 CT 检查排除颅内出血或大面积梗死。在动脉穿刺前采用平板造影系统或直接血管造影，以诊断大血管闭塞。

ANGIOCAT 研究证实 DTAS 方案可缩短 DTP 和入院到再灌注时间，并可减轻患者的残疾程度，具有良好的安全性。因此，对于发病 6 h 内入院的颅内大血管闭塞性缺血性卒中患者，与传统工作流程（直接将患者送到 CT 室）相比，DTAS 提高了患者接受血管内治疗的比例，缩短了医院工作流程时间，改善了临床结局。但该研究中 DTAS 方案的实施和推广在临床中存在难度。如何有效识别大血管病变患者，如何合理配置导管室人员及设备资源，造影前知情同意如何沟通，出血性卒中患者或造影阴性患者的衔接流程及后续治疗等问题均有待进一步落实。

患者筛选

6. 机械取栓的适应证是什么?

基于现有的临床研究证据，机械取栓获益最明确的大血管闭塞部位为前循环颅内大血管，目前指南对适宜机械取栓治疗的患者，推荐级别最高的是发病 6 h 内的人群，当患者闭塞的血管为前循环颅内大血管（颈内动脉末端或大脑中动脉 M1 段），症状重（NIHSS ≥ 6 分），梗死小（ASPECTS ≥ 6 分）时，机械取栓能显著改善患者的预后。当发病超过 6 h，但符合为循证医学提供证据级别的研究的入组标准时（如 DAWN 或 DEFUSE 3 研究），机械取栓也能确切地改善患者预后。

多项指南对机械取栓的适用人群特征做出了限定，如年龄、血管闭塞的部位、症状、ASPECTS 等，以筛选出能从机械取栓中最佳获益的患者。表 2-5 为本问题的循证依据。

表 2-5　循证依据和推荐强度

循证依据	推荐强度	证据级别	出处
发病 6 h 内，符合以下标准时，强烈推荐机械取栓治疗：发病前 mRS 0 ～ 1 分；缺血性卒中由颈内动脉或大脑中动脉 M1 段闭塞引起；年龄 ≥ 18 岁；NIHSS ≥ 6 分；ASPECTS ≥ 6 分	Ⅰ类	A 级	2018 中国取栓指南

续表

循证依据	推荐强度	证据级别	出处
距最后看起来正常的时间在 6 ～ 16 h 的前循环大血管闭塞患者，当符合 DAWN 或 DEFUSE 3 研究入组标准时，强烈推荐机械取栓治疗	Ⅰ类	A 级	2018 中国取栓指南
距最后看起来正常的时间在 16 ～ 24 h 的前循环大血管闭塞患者，当符合 DAWN 研究入组标准时，推荐使用机械取栓治疗	Ⅱ a 类	B 级	2018 中国取栓指南

7. 机械取栓是否有时间窗?

急性缺血性卒中的再灌注治疗都有时间依赖性。2015 年 5 项大型 RCT 证实，发病至动脉穿刺时间在 6 h 内的急性前循环大血管闭塞患者，经过临床筛选后，能够通过机械取栓获益。2018 年 DAWN 和 DEFUSE 3 研究通过临床 – 影像不匹配及灌注 – 影像不匹配筛选可获益患者，将机械取栓的时间窗拓展到 24 h。少数病例报道发病时间超过 24 h，但影像筛查符合标准的患者仍能通过机械取栓获益，但缺少 RCT 证据。目前，适合机械取栓的时间窗为发病 24 h 内。表 2–6 为本问题的循证依据。

表 2-6　循证依据和推荐强度

循证依据	推荐强度	证据级别	出处
发病 6 h 内，符合以下标准时，强烈推荐机械取栓治疗：发病前 mRS 0 ～ 1 分；缺血性卒中由颈内动脉或大脑中动脉 M1 段闭塞引起；年龄≥ 18 岁；NIHSS ≥ 6 分；ASPECTS ≥ 6 分	Ⅰ类	A 级	2018 中国取栓指南
距最后看起来正常的时间在 6 ～ 16 h 的前循环大血管闭塞患者，当符合 DAWN 或 DEFUSE 3 研究入组标准时，强烈推荐机械取栓治疗	Ⅰ类	A 级	2018 中国取栓指南
距最后看起来正常的时间在 16 ～ 24 h 的前循环大血管闭塞患者，当符合 DAWN 研究入组标准时，推荐使用机械取栓治疗	Ⅱ a 类	B 级	2018 中国取栓指南
发病 6 h 内，满足以下标准的患者，应进行机械取栓：①发病前 mRS 0 ～ 1 分；②缺血性卒中由颈内动脉或大脑中动脉 M1 段闭塞引起；③年龄≥ 18 岁；④ NIHSS ≥ 6 分；⑤ ASPECTS ≥ 6 分；⑥发病 6 h 内可开始治疗（股动脉穿刺）	Ⅰ级	A 级	2019 美国急性期指南
距最后看起来正常的时间在 6 ～ 16 h 的前循环大血管闭塞患者，当符合 DAWN 或 DEFUSE 3 研究的入组标准时，推荐机械取栓治疗	Ⅰ级	A 级	2019 美国急性期指南
距最后看起来正常的时间在 16 ～ 24 h 的前循环大血管闭塞患者，当符合 DAWN 研究入组标准时，进行机械取栓可能是合理的	Ⅱ b 级	B-R 级	2019 美国急性期指南

续表

循证依据	推荐强度	证据级别	出处
对于发病 6 h 内的前循环大血管闭塞性急性缺血性卒中患者，建议采用机械取栓联合最佳内科治疗（包括静脉溶栓），比单纯药物治疗能更好地改善功能预后	强↑↑	高 ⊕⊕⊕⊕	2019 欧洲取栓指南
对于距最后看起来正常的时间在 6 ～ 24 h 的前循环大血管闭塞性急性缺血性卒中患者，符合 DEFUSE 3 或 DAWN 研究的入组标准时，推荐采用机械取栓联合最佳内科治疗，而非单纯的最佳内科治疗，以改善功能预后	强↑↑	中 ⊕⊕⊕	2019 欧洲取栓指南

8. 发病超过 24 h 是否可以机械取栓？

“时间就是大脑”是缺血性卒中急诊再灌注治疗的核心理念，但临床更多的是通过“影像就是大脑”来识别适合干预的人群。在大血管急性闭塞患者的治疗中，大部分发病 6 h 时间窗内患者的缺血半暗带和不匹配持续存在，但侧支循环差的患者，其缺血半暗带随着时间增加进展为核心梗死的速度较快，因此，对于有缺血半暗带的患者，快速开通血管能明显改善预后。

对于发病超过 6 h 时间窗的患者，更需仔细评估缺血半暗带情况，DAWN 和 DEFUSE 3 研究的结果显示，经过高级别影像筛选，机械取栓较单纯药物治疗能显著提高患者的良好预后率，且机械取栓与单纯药物治疗相比，其获益率要优于发病 6 h 内的患者。这种晚时间窗（＞ 6 h）患者机械取栓较单纯药物治疗获益率更高的情况被称为“晚窗悖论”，推测其原因可能为这部分筛选出来适合取栓治疗的晚时间窗患者的梗死进展比较慢，侧支循环良好但不足以维持。另外，单纯药物治疗组患者的发病时间超过了溶栓时间窗且没有进行静脉溶栓，因此机械取栓组对缺血区域进展的改善优于单纯药物治疗组，临床预后的改善也更加显著。

对于发病超过 24 h 的患者，有病例报道机械取栓的获益性。有研究显示，发病超过 24 h 但持续存在缺血半暗带（提示存在可挽救脑组织）的患者，在后期梗死会持续进展，可通过持续半暗带指数和临床 – 影像不匹配来识别。这些患者如果不进行开通血管的治疗，梗死进展后预后会很差，因此可能受益于延迟时间窗的再灌注治疗。综上可见，对于发病超过 24 h 的患者，应在识别存在缺血半暗带的情况下，结合梗死体积等因素综合考虑是否进行机械取栓治疗。表 2–7 为本问题的循证依据。

表 2–7　循证依据和推荐强度

循证依据	推荐强度	证据级别	出处
发病 24 h 以上的大血管闭塞患者，机械取栓的获益性尚不明确	Ⅱ b 类	C 级	2018 中国取栓指南

9. 对机械取栓患者的 NIHSS 有要求吗?

对于发病 24 h 内的前循环大血管闭塞性急性缺血性卒中患者，推荐 NIHSS ≥ 6 分时，进行积极的筛查，符合条件时进行机械取栓治疗。目前，五大取栓研究（发病 6 h 内）及 DEFUSE 3 研究（距最后看起来正常的时间在 6 ～ 16 h 内）纳入的均为 NIHSS ≥ 6 分的患者，而 DAWN 研究（距最后看起来正常的时间在 6 ～ 24 h 内）纳入的是发病时 NIHSS > 10 分的患者。因此，对于机械取栓患者，要求其 NIHSS ≥ 6 分，且无上限限制，即患者为中度或重度卒中，有严重的神经功能障碍。表 2–8 为本问题的循证依据。

表 2–8　循证依据和推荐强度

循证依据	推荐强度	证据级别	出处
发病 6 h 内，符合以下标准时，强烈推荐机械取栓治疗：发病前 mRS 0 ～ 1 分；缺血性卒中由颈内动脉或大脑中动脉 M1 段闭塞引起；年龄 ≥ 18 岁；NIHSS ≥ 6 分；ASPECTS ≥ 6 分	Ⅰ类	A 级	2018 中国取栓指南
发病 6 h 内，满足以下标准的患者，应进行机械取栓治疗：①发病前 mRS 0 ～ 1 分；②缺血性卒中由颈内动脉或大脑中动脉 M1 段闭塞引起；③年龄 ≥ 18 岁；④ NIHSS ≥ 6 分；⑤ ASPECTS ≥ 6 分；⑥发病 6 h 内可开始治疗（股动脉穿刺）	Ⅰ级	A 级	2019 美国急性期指南
不推荐进行机械取栓决策时设置 NIHSS 评分上限。推荐对严重的大血管闭塞性急性缺血性卒中患者进行机械取栓联合最佳内科治疗。这些建议也适用于发病 6 ～ 24 h，同时符合 DAWN 或 DEFUSE 3 研究入组标准的患者	强↑↑	高 ⊕⊕⊕⊕	2019 欧洲取栓指南

10. 低 NIHSS 评分患者是否适合机械取栓?

对于发病 6 h 内的大血管闭塞患者，当 NIHSS 较低（0 ～ 5 分），且临床表现为非致残性（如轻度感觉减退）时，因为病情可能波动，有进一步加重的可能，在符合其他取栓指征时，可考虑机械取栓治疗。但低 NIHSS 分值患者进行机械取栓治疗缺乏循证医学证据，获益尚不明确。对于距最后看起来正常的时间在 6 ～ 24 h，但 NIHSS 分值较低的患者，因发病时间较长，症状仍较轻时，取栓获益性不明确，需进一步的 RCT 数据来证实机械取栓的获益性。

对于低 NIHSS 分值患者，当存在以下情况时，考虑在静脉溶栓的基础上进行机械取栓（存在静脉溶栓禁忌证时只进行机械取栓）是合理的：①患者的神经功能缺损症状具有致残性（如运动障碍、失语、偏盲）；②静脉溶栓后，临床症状仍然继续恶化。表 2–9 为本问题的循证依据。

表 2–9　循证依据和推荐强度

循证依据	推荐强度	证据级别	出处
卒中前 mRS ＞ 1 分，ASPECTS ＜ 6 分或 NIHSS ＜ 6 分的颈内动脉或大脑中动脉 M1 段闭塞的患者，可考虑在发病 6 h 内（发病至股动脉穿刺时间）进行可回收支架机械取栓，仍需要进一步 RCT 证据证实	Ⅱ b 类	B 级	2018 中国取栓指南

续表

循证依据	推荐强度	证据级别	出处
虽然获益尚不确定，但对于卒中前 mRS > 1 分，ASPECTS < 6 分或 NIHSS < 6 分的颈内动脉或大脑中动脉 M1 段闭塞的患者，在发病 6 h 内（发病至股动脉穿刺时间）进行可回收支架机械取栓可能是合理的	Ⅱ b 级	B–R 级	2019 美国急性期指南
对于卒中严重程度较轻（NIHSS 0 ～ 5 分），且发病时间在 24 h 内的大血管闭塞性急性缺血性卒中患者，推荐进行机械取栓联合最佳医疗管理与单纯最佳医疗管理比较的 RCT	–	非常低 ⊕	2019 欧洲取栓指南

11. 哪些大血管闭塞最适合机械取栓?

最适合机械取栓治疗的是颅内大血管闭塞，获益证据级别最高的血管是颈内动脉颅内段和大脑中动脉 M1 段，这也是颅内大血管急性闭塞最常见的部位。这两个部位血管闭塞后，软脑膜血管往往能够通过侧支循环的代偿吻合形成可挽救的缺血半暗带，为机械取栓开通血管、恢复缺血区域血流、恢复患者的神经功能赢得宝贵的时间窗。

对于大脑中动脉 M2 或 M3 段，如为致残性的血管闭塞，在发病 6 h（发病至股动脉穿刺时间）内可考虑机械取栓治疗。对于基底动脉闭塞患者，在发病 24 h 内可考虑机械取栓治疗，但仍有待 RCT 提供更精准的患者筛选及获益的循证医学证据。对于大脑前动脉、椎动脉、大脑后动脉闭塞的患者，目前循证依据有限，但在发病 6 h 内可考虑进行机械取栓治疗。表 2–10 为本问题的循证依据。

表 2–10　循证依据和推荐强度

循证依据	推荐强度	证据级别	出处
发病 6 h 内，符合以下标准时，强烈推荐机械取栓治疗：卒中前 mRS 0 ～ 1 分；缺血性卒中由颈内动脉或大脑中动脉 M1 段闭塞引起；年龄≥ 18 岁；NIHSS ≥ 6 分；ASPECTS ≥ 6 分	Ⅰ类	A 级	2018 中国取栓指南
大脑中动脉 M2 或 M3 段闭塞的患者，可考虑在发病 6 h 内（发病至股动脉穿刺时间）进行机械取栓治疗	Ⅱ b 类	B 级	2018 中国取栓指南
大脑前动脉、椎动脉、基底动脉、大脑后动脉闭塞患者，可考虑在发病 6 h 内（发病至股动脉穿刺时间）进行机械取栓	Ⅱ b 类	C 级	2018 中国取栓指南
发病 6 h 内，满足以下标准的患者，应进行支架取栓：①发病前 mRS 0 ～ 1 分；②缺血性卒中由颈内动脉或大脑中动脉 M1 段闭塞引起；③年龄≥ 18 岁；④ NIHSS ≥ 6 分；⑤ ASPECTS ≥ 6 分；⑥发病 6 h 内可开始治疗（股动脉穿刺）	Ⅰ级	A 级	2019 美国急性期指南
虽然获益尚不确定，但对于大脑中动脉 M2 或 M3 段闭塞引起症状的患者，在发病 6 h 内（发病至股动脉穿刺时间）进行可回收支架机械取栓可能是合理的	Ⅱ b 级	B–R 级	2019 美国急性期指南
虽然获益尚不确定，但对于大脑前动脉、椎动脉、基底动脉、大脑后动脉闭塞引起症状的患者，在发病 6 h 内（发病至股动脉穿刺时间）进行支架取栓可能是合理的	Ⅱ b 级	B–R 级	2019 美国急性期指南

12. 中型血管闭塞是否适合机械取栓?

中型血管闭塞通常指大脑中动脉 M2 ～ M3 段，大脑前动脉 A2 ～ A3 段，以及大脑后动脉 P2 ～ P3 段的血管闭塞。对于大脑中动脉 M2 段闭塞，HERMES 研究及 SEER 研究均提示机械取栓的效果较保守治疗更佳，但差异未达到统计学意义。在 SWIFT、STAR、DEFUSE 2 和 IMS Ⅲ研究中，大脑中动脉 M2 段闭塞后机械取栓治疗能明显改善患者预后（mRS 0 ～ 1 分）。因此，指南推荐对于发病 6 h 内（发病至股动脉穿刺时间）的大脑中动脉 M2 或 M3 段闭塞，可考虑机械取栓治疗。对于其他部位的中型血管闭塞，如何进行有效的临床和影像评估，如何筛选机械取栓可能获益的患者，以及技术操作的选择均缺乏循证依据。

对于功能性中型血管，因功能区的缺血会导致神经功能障碍，所以当中型血管闭塞患者的 NIHSS 评分较高时，早期恢复灌注必定会改善预后。但对于颅内动脉，越远端、管径越小的血管，静脉溶栓的开通率也越高。因此，与静脉溶栓相比，机械取栓要取得更佳的获益，需要在保证血管开通率的基础上，同时降低操作并发症的风险。

取栓技术的选择应结合病变部位和操作者的术中习惯。当机械取栓材料容易到达病变部位时，可使用抽吸导管进行取栓，如果病变血管成角，抽吸导管到位困难或抽吸的栓子容易逃逸时，可考虑小口径的取栓支架拉栓；当路径迂曲、拉栓阻力大，或栓子较韧时，可考虑微夹栓技术锚定血栓；当血栓易于溶解或机械取栓风险较大时，可考虑动脉溶栓或使用 GP Ⅱb/ Ⅲa 受体拮抗剂促进血管恢复再灌注。

MeVO-FRONTIERS 是一项由 44 个国家的约 1400 名卒中医师参加的调查研究，目的是了解使用血管内工具治疗中型血管闭塞的医师偏好和全球观点。调查的结果显示，单独支架取栓或支架取栓联合抽吸是最常用的技术，联合治疗方法在更远端的中型血管闭塞中首选较少，而单独支架取栓在大脑前动脉 A3 段闭塞中更常用。欧洲的介入医师更偏爱支架取栓和支架取栓联合抽吸治疗，而北美地区的医师更常用直接抽吸治疗。表 2–11 为本问题的循证依据。

表 2–11　循证依据和推荐强度

循证依据	推荐强度	证据级别	出处
大脑中动脉 M2 或 M3 段闭塞的患者，可考虑在发病 6 h 内（发病至股动脉穿刺时间）进行机械取栓治疗	Ⅱ b 类	B 级	2018 中国取栓指南
虽然获益尚不确定，但对于大脑中动脉 M2 或 M3 段闭塞引起症状的患者，在发病 6 h 内（发病至股动脉穿刺时间）进行可回收支架机械取栓可能是合理的	Ⅱ b 级	B–R 级	2019 美国急性期指南

13. 后循环大血管闭塞是否适合机械取栓?

基底动脉急性闭塞患者的自然预后极差，机械取栓开通后循环闭塞血管治疗经历了多项研究的探索。最早的后循环 RCT 是一项尿激酶治疗急性后循环大血管闭塞的研究，1996—2003 年在澳大利亚和新西兰的 7 家中心共入组了 16 例患者，因入组缓慢而停止。BEST 研究因跳组和入组缓慢被提前终止，未达到预期的结果。BASICS 研究结果发现，相比最佳药物治疗，机械取栓未改善后循环大血管闭塞患者的 90 d 良好预后（mRS 0 ～ 3 分），药物治疗组的预后较预期的更好，且机械取栓增加了患者 3 d 内症状性颅内出血的风险。虽然当前研究没有为后循环机械取栓取得较高质量的循证医学证据，但多项登记研究及荟萃分析显示，机械取栓开通闭塞的基底动脉能够改善患者的临床预后。目前，有多项针对后循环机械取栓的 RCT 正在进行中。

BEST 和 BASICS 两项 RCT 的最终结果意义有限，因受到交叉分配等均衡问题的影响未能取得预期效果。对两项研究进行入组标准调整后的分析显示，与内科治疗相比，在基线 NIHSS ≥ 10 分的椎 – 基底动脉急性闭塞的患者中，机械取栓组良好预后（mRS 0 ～ 3 分）的比例显著提高。

机械取栓治疗后循环血管闭塞的获益性，依赖于适宜的取栓人群，其治疗时间窗、适合的临床症状、影像学检查方案等都有待进一步的临床研究提供更好的循证依据。表 2–12 为本问题的循证依据。

表 2–12　循证依据和推荐强度

循证依据	推荐强度	证据级别	出处
发病 6 h 内，满足以下标准的患者，应进行支架取栓：①发病前 mRS 0 ～ 1 分；②缺血性卒中由颈内动脉或大脑中动脉 M1 段闭塞引起；③年龄 ≥ 18 岁；④ NIHSS ≥ 6 分；⑤ ASPECTS ≥ 6 分；⑥发病 6 h 内可开始治疗（股动脉穿刺）	Ⅰ级	A 级	2019 美国急性期指南

续表

循证依据	推荐强度	证据级别	出处
大脑前动脉、椎动脉、基底动脉、大脑后动脉闭塞患者，可考虑在发病 6 h 内（发病至股动脉穿刺时间）进行机械取栓	Ⅱb 类	C 级	2018 中国取栓指南
虽然获益尚不确定，但对于大脑前动脉、椎动脉、基底动脉、大脑后动脉闭塞引起症状的患者，在发病 6 h 内（发病至股动脉穿刺时间）进行支架取栓可能是合理的	Ⅱb 级	B-R 级	2019 美国急性期指南
发病在 6 ～ 24 h 的急性基底动脉闭塞患者，可考虑在影像检查评估后实施机械取栓；或按照当地伦理委员会批准的血管内治疗 RCT 进行	Ⅱb 类	B 级	2018 中国取栓指南

14. 卒中前存在残疾是否适合机械取栓？

目前提供机械取栓循证医学证据的阳性 RCT 入组标准要求患者发病前的 mRS 为 0 ～ 1 分，以便于评估取栓后 90 d mRS 的改善程度。对于卒中前 mRS ＞ 1 分的患者，如大血管闭塞后病情进展导致新的功能障碍出现，对患者无疑是“雪上加霜”。卒中前 mRS 2 分的患者生活能够自理，但新发大血管闭塞可能导致严重残疾或死亡，这时机械取栓恢复血流灌注有可能减缓病情加重，恢复神经功能。因此，指南建议：对于发病 6 h 内、卒中前 mRS ＞ 1 分的患者可考虑机械取栓治疗。表 2-13 为本问题的循证依据。

表 2-13　循证依据和推荐强度

循证依据	推荐强度	证据级别	出处
卒中前 mRS ＞ 1 分、ASPECTS ＜ 6 分或 NIHSS ＜ 6 分的颈内动脉或大脑中动脉 M1 段闭塞的患者，可考虑在发病 6 h 内（发病至股动脉穿刺时间）进行可回收支架机械取栓，仍需进一步 RCT 证据证实	Ⅱ b 类	B 级	2018 中国取栓指南
虽然获益尚不确定，但对于卒中前 mRS ＞ 1 分，ASPECTS ＜ 6 分或 NIHSS ＜ 6 分的颈内动脉或大脑中动脉 M1 段闭塞的患者，在发病 6 h 内（发病至股动脉穿刺时间）进行可回收支架机械取栓可能是合理的	Ⅱ b 级	B-R 级	2019 美国急性期指南

15. 什么是大面积梗死或大核心梗死?

卒中患者核心梗死体积超过目前指南推荐的适合机械取栓的体积时，考虑梗死体积较大，机械取栓获益性尚不明确。目前，发病 6 h 内进行机械取栓治疗要求患者 ASPECTS ＞ 6 分，距最后看起来正常的时间在 6 ～ 24 h 时，DAWN 研究要求最大的核心梗死体积＜ 51 mL，DEFUSE 3 研究的入组标准为核心梗死体积＜ 70 mL。基于此，大面积梗死（或大核心梗死）定义为依据头颅 CT 或 MRI-DWI 影像评估的 ASPECTS ＜ 6 分或梗死体积≥ 70 mL 或梗死面积＞ 1/3 大脑中动脉供血区。表 2-14 为本问题的循证依据。

表 2–14 循证依据和推荐强度

循证依据	推荐强度	证据级别	出处
大面积梗死定义为 CT 或 DWI 影像的 ASPECTS < 6 分或梗死体积≥ 70 mL 或梗死面积> 1/3 大脑中动脉供血区。确定梗死体积和缺血半暗带大小的影像技术适用于患者筛选，与血管内治疗功能性预后相关	Ⅱ a 类	B 级	2018 中国取栓指南

16. ASPECTS < 6 分是否适合机械取栓?

当 ASPECTS < 6 分时，脑功能区受累较多，梗死体积较大，机械取栓后良好预后率明显下降。不过在 HERMES 研究中，ASPECTS 0 ~ 4 分的患者机械取栓后 90 d 良好预后（mRS 0 ~ 2 分）率达到了 25%，而内科治疗组良好预后率仅为 14%。多项荟萃分析也提示 ASPECTS 0 ~ 6 分时机械取栓的良好预后要优于单纯内科治疗，但目前仍然缺少 RCT 证据。

对于 ASPECTS < 6 分的患者，应根据个体情况进行机械取栓的决策。选择患者的标准可能包括年龄、神经功能损害的类型及严重程度、症状发生的时间、CT 或 MRI 上缺血性病灶的部位，以及进一步的影像学结果和灌注 – 核心梗死不匹配情况。表 2–15 为本问题的循证依据。

表 2–15　循证依据和推荐强度

循证依据	推荐强度	证据级别	出处
卒中前 mRS ＞ 1 分、ASPECTS ＜ 6 分或 NIHSS ＜ 6 分的颈内动脉或大脑中动脉 M1 段闭塞的患者，可考虑在发病 6 h 内（发病至股动脉穿刺时间）进行可回收支架机械取栓，仍需进一步 RCT 证据证实	Ⅱ b 类	B 级	2018 中国取栓指南
对于发病时间 0 ～ 6 h 内，前循环卒中且无较大核心梗死证据的患者（如 NCCT 扫描中 ASPECTS ≥ 6 分或核心梗死体积≤ 70 mL），相对于单纯医疗管理，更推荐采用机械取栓联合最佳医疗管理治疗	强↑↑	高 ⊕⊕⊕⊕	2019 欧洲取栓指南
对于发病时间在 6 ～ 24 h 内的大血管闭塞性前循环卒中且符合 DEFUSE 3 或 DAWN 筛选标准的患者，包括估计的核心梗死体积。相对于单纯最佳医疗管理，推荐机械取栓联合最佳医疗管理治疗	强↑↑	中 ⊕⊕⊕	2019 欧洲取栓指南
对于有大核心梗死的前循环卒中患者，如 NCCT 扫描中 ASPECTS ＜ 6 分或核心梗死体积＞ 70 mL 或＞ 100 mL。推荐纳入比较机械取栓联合最佳医疗管理与单纯医疗管理治疗效果的 RCT	–	非常低 ⊕	2019 欧洲取栓指南

17. 核心梗死体积＞ 70 mL 是否适合机械取栓？

DEFUSE 3 研究入组标准要求患者的核心梗死体积＜ 70 mL，但最终纳入研究的取栓组患者中位梗死体积＜ 10 mL。因此，在真实世界中，对梗死体积＞ 70 mL 的患者进行机械取栓具有很大的挑战性。多项荟萃分析提示梗死体积＜ 100 mL 时，机械取栓有潜在获益性。也有研究指出，梗死体积＜ 150 mL，机械取栓可获益。核心梗死体积较大的患者，往往侧支循环差，病情进展快，自然预后较差，机械取栓开通血管有可能控制梗死进展，但也存在技术难度和风险。

大面积梗死（体积＞ 70 mL）的患者往往临床症状重，血栓负荷量大，术后脑水肿重，出血风险高，死亡率高，应根据个体情况进行机械取栓决策。如果决定取栓，患者获益的关键是优化流程、快速操作以及顺利、完全地开通血管。此外，在机械取栓后严密监护、管理和控制并发症非常关键，应密切观察病情变化，必要时进行去骨瓣减压术，术后血压调控、颅内压调控、肺炎管理都是影响患者预后的关键因素。表 2–16 为本问题的循证依据。

表 2–16　循证依据和推荐强度

循证依据	推荐强度	证据级别	出处
大面积梗死定义为 CT 或 DWI 影像的 ASPECTS ＜ 6 分或梗死体积≥ 70 mL 或梗死面积＞ 1/3 大脑中动脉供血区。确定梗死体积和缺血半暗带大小的影像技术适用于患者筛选，与血管内治疗功能性预后相关	Ⅱ a 类	B 级	2018 中国取栓指南
核心梗死范围较大，但当与缺血半暗带组织不匹配较大时，进行取栓治疗可能是获益的	Ⅱ b 类	C 级	2018 中国取栓指南

续表

循证依据	推荐强度	证据级别	出处
对于伴大核心梗死的前循环卒中患者，如 NCCT 扫描中 ASPECTS < 6 分或核心梗死体积> 70 mL 或> 100 mL，推荐纳入比较机械取栓联合最佳医疗管理与单纯医疗管理治疗效果的 RCT	–	非常低 ⊕	2019 欧洲取栓指南

18. 年龄≥ 80 岁是否适合机械取栓?

指南中推荐的取栓人群为 18 岁以上，高龄（≥ 80 岁）患者机械取栓后的良好预后（mRS 0 ～ 2 分）率下降与基础疾病较多、卧床后肺炎等并发症有关。但与单纯内科治疗相比，机械取栓仍能改善高龄患者的预后，因此，指南中并未限定机械取栓的年龄上限。表 2–17 为本问题的循证依据。

表 2–17　循证依据和推荐强度

循证依据	推荐强度	证据级别	出处
发病 6 h 内，符合以下标准时，强烈推荐机械取栓治疗：卒中前 mRS 0 ～ 1 分；缺血性卒中由颈内动脉或大脑中动脉 M1 段闭塞引起；年龄≥ 18 岁；NIHSS ≥ 6 分；ASPECTS ≥ 6 分	Ⅰ类	A 级	2018 中国取栓指南
高龄单纯性大血管闭塞患者可选择血管内治疗	Ⅰ类	A 级	2018 中国取栓指南

续表

循证依据	推荐强度	证据级别	出处
发病 6 h 内，满足以下标准的患者，应进行支架取栓：①发病前 mRS 0 ～ 1 分；②缺血性卒中由颈内动脉或大脑中动脉 M1 段闭塞引起；③年龄≥ 18 岁；④ NIHSS ≥ 6 分；⑤ ASPECTS ≥ 6 分；⑥发病 6 h 内可开始治疗（股动脉穿刺）	Ⅰ级	A 级	2019 美国急性期指南
年龄≥ 80 岁的大血管闭塞性急性缺血性卒中患者，当发病在 6 h 内，应采用机械血栓切除术联合最佳内科治疗（包括静脉溶栓）。设定机械取栓适用年龄的上限是不合理的	强↑↑	中 ⊕⊕⊕	2019 欧洲取栓指南
年龄≥ 80 岁的大血管闭塞性急性缺血性卒中患者，若距最后看起来正常的时间在 6 ～ 24 h，且符合 DEFUSE 3 或 DAWN 研究的标准时，推荐使用机械取栓联合最佳内科治疗	弱↑？	低 ⊕⊕	2019 欧洲取栓指南

19. 年龄＜ 18 岁是否适合机械取栓？

对于年龄＜ 18 岁的人群，虽然缺少 RCT 证据，但符合其他取栓标准时，进行机械取栓是合理的。有荟萃分析结果提示，对于 1 ～ 18 岁，因大血管闭塞（颈内动脉末端、大脑中动脉 M1 段、基底动脉）引起的急性缺血性卒中患者，可考虑机械取栓治疗。但现有的证据受到病例选择和发表偏倚的影响，仍需进一步的前瞻性研究验证。

20. 机械取栓的适应证是什么？

目前指南在机械取栓的适应证中给予了前循环大血管闭塞最高级别的推荐，其核心的理念是对于发病 6 h 内的患者，符合大血管（颈内动脉或大脑中动脉 M1 段）闭塞，症状重（NIHSS ≥ 6 分），梗死小（ASPECTS ≥ 6 分）时，建议积极进行机械取栓治疗。在发病 6 ～ 24 h 的情况下，核心梗死体积＜ 70 mL 的急性前循环大血管闭塞往往存在临床 – 影像不匹配，或梗死体积与缺血区域不匹配。因此，当发病在 6 h 以上时，应评估灌注影像，结合 DAWN 和 DEFUSE 3 研究，如患者存在上述不匹配情况，提示机械取栓能改善预后，建议积极取栓治疗。对于证据级别相对较低的情况，如基底动脉闭塞、中型血管闭塞、低 ASPECTS、低 NIHSS、既往残疾患者等，在发病 6 h 内时可考虑实施机械取栓治疗。表 2–18 为本问题的循证依据。

表 2–18　循证依据和推荐强度

循证依据	推荐强度	证据级别	出处
发病 6 h 内，符合以下标准时，强烈推荐机械取栓治疗：卒中前 mRS 0 ～ 1 分；缺血性卒中由颈内动脉或大脑中动脉 M1 段闭塞引起；年龄≥ 18 岁；NIHSS ≥ 6 分；ASPECTS ≥ 6 分	Ⅰ类	A 级	2018 中国取栓指南
距最后看起来正常的时间在 6 ～ 16 h 的前循环大血管闭塞患者，当符合 DAWN 或 DEFUSE 3 研究的入组标准时，强烈推荐机械取栓治疗	Ⅰ类	A 级	2018 中国取栓指南

续表

循证依据	推荐强度	证据级别	出处
距最后看起来正常的时间在 16～24 h 的前循环大血管闭塞患者，当符合 DAWN 研究入组标准时，推荐使用机械取栓治疗	Ⅱ a 类	B 级	2018 中国取栓指南

21. DAWN 研究和 DEFUSE 3 研究的入组标准是什么？

DAWN 研究和 DEFUSE 3 研究都是对发病 6 h 以上的前循环大血管闭塞性急性缺血性卒中患者扩大时间窗再灌注治疗方案的有益尝试，均取得了阳性结果。不过，两者的入组标准并不完全一致，DAWN 研究的患者发病时间最长为 24 h，而 DEFUSE 3 研究的患者发病时间为 6～16 h，另外，两者对大核心梗死体积和 NIHSS 分值的限定也不相同（表 2–19）。

表 2–19　DAWN 研究和 DEFUSE 3 研究的入组标准

DAWN 研究入组标准
基线标准 ➢ 醒后卒中或卒中发病 6～24 h 内 ➢ 年龄＞ 18 岁，NIHSS ＞ 10 分，发病前 mRS 0～1 分 **影像初筛** ➢NCCT 或 DWI 显示的梗死面积＜ 1/3 大脑中动脉供血区 ➢CTA/MRA 显示颈内动脉颅内段和（或）大脑中动脉 M1 段闭塞 **临床 – 影像不匹配标准** ➢ 年龄＞ 80 岁：NIHSS ＞ 10 分，核心梗死体积＜ 21 mL ➢ 年龄＜ 80 岁：NIHSS ＞ 10 分，核心梗死体积＜ 31 mL；NIHSS ＞ 20 分，核心梗死体积＜ 51 mL

续表

DEFUSE 3 研究入组标准
基线标准
➢ 发病距最后看起来正常的时间在 6 ～ 16 h 内
➢ 年龄 18 ～ 90 岁，NIHSS ≥ 6 分，发病前 mRS 0 ～ 2 分
影像初筛
➢CTA 或 MRA 证实颈内动脉颅内段或颅外段或大脑中动脉近端闭塞
灌注评估
➢ 核心梗死体积＜ 70 mL
➢ 缺血组织 / 梗死体积≥ 1.8
➢ 缺血半暗带体积≥ 15 mL

22. 机械取栓有禁忌证吗?

目前指南对机械取栓的适应证有相应的建议，但对禁忌证没有明确的界定。在不同推荐级别的适应证以外的情况，考虑为相对禁忌证。目前机械取栓治疗的循证依据来自临床研究，这些临床研究的排除标准，也可认为是机械取栓的相对禁忌证。另外，神经介入诊疗的相对禁忌证，也考虑为机械取栓的相对禁忌证。

①已知对对比剂严重过敏（非轻度皮疹性过敏）；

②药物难以控制的顽固性高血压（定义为持续收缩压＞185 mmHg 或舒张压＞ 110 mmHg）；

③已知的出血倾向（包括但不限于）：凝血因子缺陷病、血小板计数＜ 50×10^9/L 或 INR ＞ 3.0;

④正在进行血液透析或腹膜透析，已知严重肾功能不全[肾小球滤过率＜ 30 mL/min 或血肌酐＞ 220 mmol/L（2.5 mg/dL）];

⑤预期生存时间不足 1 年（如合并恶性肿瘤、严重心肺疾病等）；

⑥近 1 个月内有颅内出血病史，合并影响操作的高出血风险疾病，如颅内动脉瘤、主动脉夹层等。

上述情况都需考虑单纯药物治疗的预后情况，权衡机械取栓的获益和风险，向家属告知相关风险及获益后再决定是否进行机械取栓治疗。

23. 血小板较低能否进行机械取栓?

在目前的循证医学证据中，血小板较低的患者往往在入组研究前就被排除。血小板较低的患者机械取栓的出血风险可能增加，因此，已知的出血倾向（包括但不限于患有凝血因子缺陷病、血小板计数＜ 50×10^9/L 或 INR ＞ 3.0）是机械取栓的相对禁忌证。

24. 血糖较高能否进行机械取栓?

在缺血性卒中的急性期，部分患者即使没有糖尿病病史，也会出现高血糖。研究表明，高血糖是卒中预后不良的预测因子。入院时高血糖会降低缺血性卒中患者机械取栓治疗的良好预后率。也有研究提示糖尿病、高血糖是症状性颅内出血的危险因素。卒中后高血糖可通过破坏血脑屏障、增加氧化应激、乳酸酸中毒、释放一氧化氮等血管活性物质、抑制血管扩张等机制加剧脑损伤。

目前有关高血糖对机械取栓后患者预后影响的研究较少，需要进行更大规模的 RCT 进一步探讨发病早期的血糖控制策略。多项针对机械取栓的 RCT 均排除了基线血糖＞22.22 mmol/L（400 mg/dL）的患者，但没有排除血糖水平已纠正至正常的患者，因此血糖较高并不代表机械取栓不能获益，对于血糖较高的患者应积极进行血糖管理。

25. 肌酐水平较高能否进行机械取栓？

多项研究均排除了肾功能衰竭的患者，肾功能衰竭的定义为血肌酐＞264 μmol/L（3.0 mg/dL），但正在进行透析的患者可不考虑血肌酐水平而入组。

担心肌酐水平问题主要是因为对比剂存在一定的肾毒性。肾功能不全的患者容易出现对比剂肾病。对比剂肾病是指造影引起的急性肾功能损伤，通常以血肌酐绝对值较使用对比剂前升高 44 μmol/L，或较基础值升高 25% 为判定的标准。肾功能正常人群发生对比剂肾病的比例为 1.2%，但肾功能衰竭的患者使用对比剂发生对比剂肾病的风险较高。不过，肾功能衰竭并非机械取栓的绝对禁忌证，应在造影前积极纠正诱因。常用的预防对比剂肾病的措施是水化治疗，可术前、术后给予 0.9% 氯化钠注射液充分补液，必要时术后进行透析治疗。建议应用低渗或等渗的非离子对比剂，因为高渗对比剂对肾功能的损伤更大。同时，对比剂使用剂量应尽量少，造影后注意监测肾脏功能。

26. 近期手术后患者能否进行机械取栓？

目前针对机械取栓的研究并没有明确排除近期手术患者，因此，近期手术患者并非机械取栓的禁忌证。

27. INR 异常能否进行机械取栓?

目前取得了阳性结果的机械取栓 RCT 中，多数将抗凝治疗且 INR ＞ 1.7 或 INR ＞ 3.0 作为排除标准，但也有研究没有限制 INR 的范围。因此，对于 INR 较高的患者，应谨慎进行机械取栓治疗。

28. 既往有脑出血病史的患者能否进行机械取栓?

目前取得了阳性结果的机械取栓 RCT 多数排除了急诊 CT 或 MRI 提示脑出血的患者，部分研究还排除了既往有脑出血病史或近期脑出血的患者。对于急性期脑出血患者，机械取栓时应小心操作，对于近期无活动性脑出血的患者，既往脑出血并非机械取栓的禁忌证。

29. 恶性肿瘤患者能否进行机械取栓?

目前取得了阳性结果的机械取栓 RCT 中，有部分排除了颅内肿瘤（除小的脑膜瘤外）患者，主要考虑到颅内肿瘤有占位效应并对神经功能有一定的影响。其他系统的肿瘤，如果预期生存期＞ 90 d，并非现有研究的排除标准。因此，应结合肿瘤患者血管闭塞机械取栓治疗潜在的获益性、患者的一般状态、实验室检查指标、预期生存期以及肿瘤的后续治疗措施等因素，综合考虑是否进行机械取栓治疗。恶性肿瘤本身并非机械取栓的禁忌证。

影像评估

30.NCCT 上大血管闭塞有什么征象?

NCCT 通常是患者急性入院后的首次影像学检查，能够有效地区别出血性与缺血性脑血管病。对于急性颅内大动脉闭塞，不论是前循环血管还是后循环血管，NCCT 都能够提供有价值的信息。大脑中动脉 M1 段的高密度征、大脑中动脉 M2 段及基底动脉的点征、大血管闭塞后缺血表现的岛带征，还有大面积梗死的早期征象，结合不同受累区域可评估前循环及后循环的 ASPECTS 评分。另外，血管钙化和陈旧性梗死提示血管闭塞的同侧可能存在动脉粥样硬化性病变。

31. 什么是“大脑中动脉高密度征”？

1987 年，Pressman 等首次提出脑动脉高密度征，定义为 NCCT 上脑动脉的密度高于周围脑组织。大脑中动脉高密度征是缺血性卒中的超早期征象，是脑动脉阻塞导致脑组织梗死的间接征象，一般在发病 30 min 即可显示。大脑中动脉高密度征在 NCCT 上表现为一侧或双侧大脑中动脉密度高于相邻脑组织，在鞍上池层面可见向鞍旁外侧连续走行的长条状或分节状高密度影（图 2–1）。

大脑中动脉高密度征的高密度成分为大脑中动脉腔内血凝块、血栓或栓子。流动的血液 CT 值约 40 Hu，与血红蛋白水平呈线性相关，栓塞时血栓内血浆浓缩，CT 值约 80 Hu，呈现高密度改变。大脑中动脉高密度征一般好发于大脑中动脉起始部，血栓形成后可顺行性或逆行性发展，形成数厘米长的、质地较硬的固态血块，导致血管腔完全闭塞和血流中断。有研究的病理结果显示，存在大脑中动脉高密度征的急性大血管闭塞患者，闭塞局部的栓子中红血栓比例更高。临床医师可参考大脑中动脉高密度征预测病变性质并制订机械取栓的首选技术。

大脑中动脉高密度征的发生与以下因素有关：①血栓或栓塞。当血液黏稠、血流速度缓慢或动脉粥样硬化斑块内出血、坏死引起血栓，栓子脱落栓塞大脑中动脉造成脑梗死。②血管内血细胞比容增加导致大脑中动脉密度增高，当血细胞比容增至 43.5% 时可出现此征象。③高血压、糖尿病患者的血管容易钙化，可导致血管壁密度增高。

诊断大脑中动脉高密度征首先要排除假阳性，如果两侧大脑中动脉信号都增高或一侧稍高于另一侧，而临床上无脑血管闭塞的神经系统症状，应视为脑动脉硬化，其 CT 值一般＜ 55 Hu，呈条形影，而大脑中动脉高密度征的 CT 值多在 60 ～ 90 Hu。因此，CT 检查发现大脑中动脉高密度征，还要观察其是否为双侧，并结合基底动脉的密度改变和患者的神经系统症状来综合判定。

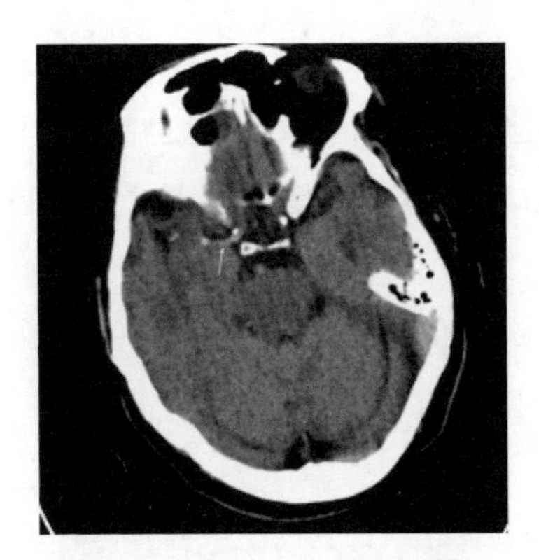

图 2-1　大脑中动脉高密度征

图片来源：首都医科大学附属北京天坛医院神经介入中心。

32. 什么是“大脑中动脉点征”？

大脑中动脉点征也被称为外侧裂征或远端大脑中动脉高密度征，表现为在头颅轴位 NCCT 中，与对侧血管或同侧其他血管相比，位于外侧裂池的点状高密度血管影，尤其在环沟内显示明显（图 2–2），其代表位于外侧裂内的大脑中动脉节段（大脑中动脉 M2 段）分支内的血栓栓塞。影响大脑中动脉高密度征检出率的因素主要有扫描层厚和出现卒中症状到扫描的时间间隔，因为大脑中动脉高密度征可在几天内或溶栓治疗后消失，理论上这一结果也适用于大脑中动脉点征。

动脉粥样硬化主要累及颈内动脉、大脑中动脉主干（M1 段）和基底动脉等颅内大动脉，较少累及大脑中动脉 M2 段和以远的较小直径的动脉。因此，大脑中动脉 M2 段和以远动脉的高密度影被认为主要是血栓栓子而不是钙化的动脉粥样斑块。有组织学研究显示，呈现高密度的大脑中动脉内是由红细胞、纤维蛋白及细胞碎片组成的血凝块。

在大脑中动脉供血区梗死的患者中，大脑中动脉点征的检出率高于大脑中动脉高密度征的检出率，前者被认为是一个更有意义的提示大脑中动脉血栓栓塞的指标。由于血栓向远端延伸，有时大脑中动脉高密度征和大脑中动脉点征会同时出现。

年轻患者和血小板计数高的患者大脑中动脉点征检出率高，考虑可能的原因包括：①年轻患者比高龄患者的动脉壁钙化少，而动脉壁钙化会模糊管腔内的血栓影像；②高龄患者形成的血凝块密度较低；③血小板计数高的患者血栓内的红细胞和血小板比较致密，CT 值增高。虽然有血细胞比容增高而导致大脑中动脉点征呈假阳性的报道，但不少学者认为大脑中动脉点征仍然是一个具有很高特异性的 CT 征象。

单独的大脑中动脉点征提示大脑中动脉 M2 或 M3 段闭塞，缺血损伤的脑组织范围较小，患者短期和远期预后较好，并且溶栓治疗的效果要比大脑中动脉主干（M1 段）闭塞的患者好。对于单独出现大脑中动脉点征的病例，梗死部位主要在岛叶皮质和邻近的颞叶、额叶皮质。也有部分患者最终的梗死灶位于基底核（主要是豆状核），其可能的原因有：①大脑中动脉 M1 段的血栓栓塞导致豆纹动脉血流量降低，然后血栓移行至远端部位；②由于 CT 扫描层厚等技术原因，合并的大脑中动脉高密度征没有显示出来；③外侧的豆纹动脉自大脑中动脉的分支动脉发出。同时还发现个别病例有血栓形成的动脉节段不但密度增高，而且管径比相邻节段的动脉或对侧相应动脉大，这种现象被认为可能是血凝块使血管管径胀大所致。

虽然大脑中动脉点征在缺血性卒中超急性期发生率并不高，但在大脑中动脉分支梗死的诊断、治疗方案的制订和预后评估方面有很大价值，与大脑中动脉高密度征相比，单独的大脑中动脉点征提示患者的预后更好。

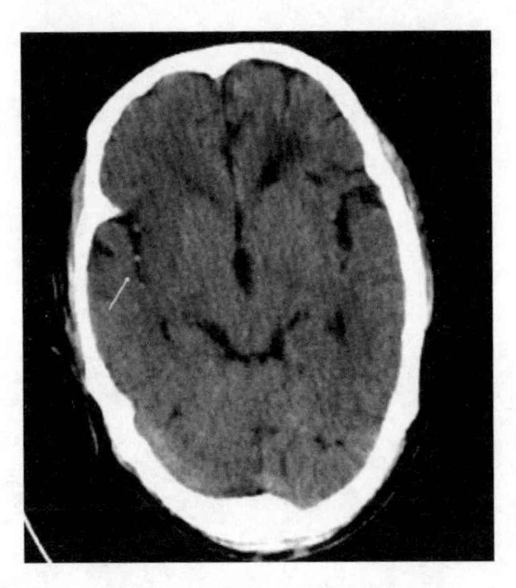

图 2–2　大脑中动脉点征

图片来源：首都医科大学附属北京天坛医院神经介入中心。

33. 什么是“豆状核模糊征”？

豆状核模糊征也是缺血性卒中早期改变的特征之一，CT表现为豆状核轮廓模糊或部分消失。豆状核模糊征是基底节区细胞毒性水肿所致，此征象提示近端的大脑中动脉闭塞导致豆纹动脉血流受限，可见于缺血性卒中发病 1 h 之内。壳核后部由豆纹动脉和岛段屏状动脉共同供血，当豆纹动脉以远的大脑中动脉阻塞时，可引发岛段屏状动脉供血障碍，壳核后部出现细胞内水肿，进而引起豆状核轮廓模糊。

34. 什么是“岛带征”？

岛带征指岛带区（岛叶、最外囊和屏状核）的灰质和白质界限模糊、消失，呈均一的、淡的低密度影，为缺血性卒中的早期征象（图 2–3）。岛叶外侧缘灰质、白质由大脑中动脉的岛段供血，因为它位于最远端区域，对缺血最为敏感，可仅见于岛叶的前部或后部。岛带区对缺血、缺氧敏感，大脑中动脉闭塞早期即易出现细胞毒性水肿和皮质肿胀，从而出现岛带征。

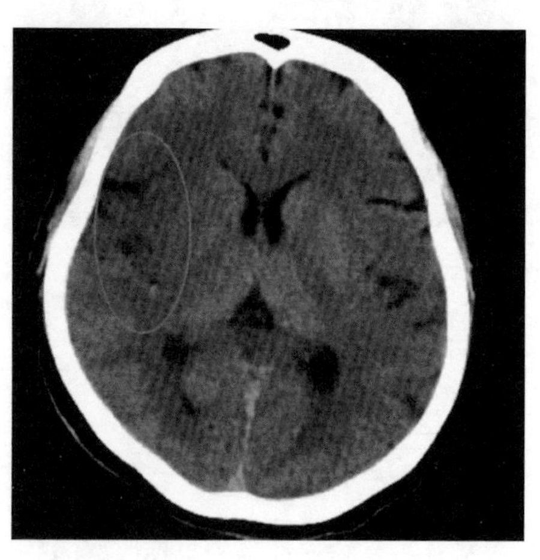

图 2–3　岛带征

图片来源：首都医科大学附属北京天坛医院神经介入中心。

35. 什么是大面积梗死早期征象？

大面积梗死早期征象有灰质和白质分界消失、脑沟裂变浅、低密度病灶＞大脑中动脉供血区 1/3 或伴有明显占位效应（脑室受压、中线移位）。脑组织在 CT 上的早期低密度改变主要是由梗死发生后引起细胞内水肿，脑组织水含量增加，脑组织 X 线吸收值轻微降低所致，一般在发病后 6 h 内出现，提示脑缺血水肿。缺血 6 h 后，部分脑组织缺血坏死，CT 上显示的低密度区的部分区域为梗死区域脑神经细胞缺血坏死的影像学改变。

36. 什么是 ASPECTS？

ASPECTS 是评价缺血性卒中患者大脑中动脉供血区早期缺血改变的一种简单、可靠和系统的方法，于 2000 年由 Barber 提出，可快速对缺血性病变进行半定量评价，有助于预测溶栓效果和患者的远期预后。有研究验证了 ASPECTS 在急性前循环大血管闭塞血管内治疗中预测患者预后的有效性，后续机械取栓 RCT 中多以 ASPECTS 作为筛选患者的重要标准之一。在临床上，ASPECTS 也常作为筛选适合机械取栓治疗的患者的标准。

ASPECTS 是对 CT 的丘脑、基底节最清楚的层面，以及侧脑室层面进行评分，总分为 10 分。10 分表示无缺血改变，每有一个区域有早期缺血改变（脑实质低密度、局部肿胀，不包含陈旧性梗死）则减 1 分，0 分代表大脑中动脉分布区域广泛的缺血改变（图 2–4）。ASPECTS 最好在 50 × 30 的窗宽窗位扫描中评估。

早期缺血改变定义为：①灰质、白质模糊区域或与其有相同结构的部位或与对侧大脑半球脑组织相比密度降低的区域；②局部肿胀或占位效应（由于邻近组织压迫而导致脑脊液腔的任何部位狭窄）。

评价 ASPECTS 时应注意患者移动可能影响图片的质量，伴有脑萎缩、脑白质疏松和陈旧性梗死时应结合侧支及 CTA 原始图评价 ASPECTS，有必要观察整个扫描层面来识别深部灰质区及大脑中动脉 M1 ～ M6 区域的评分。

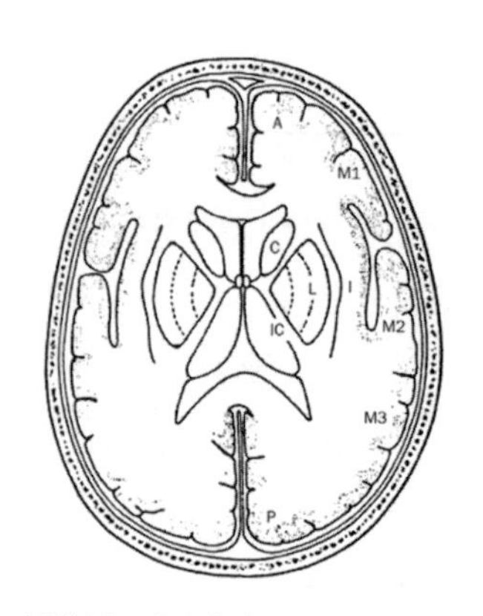

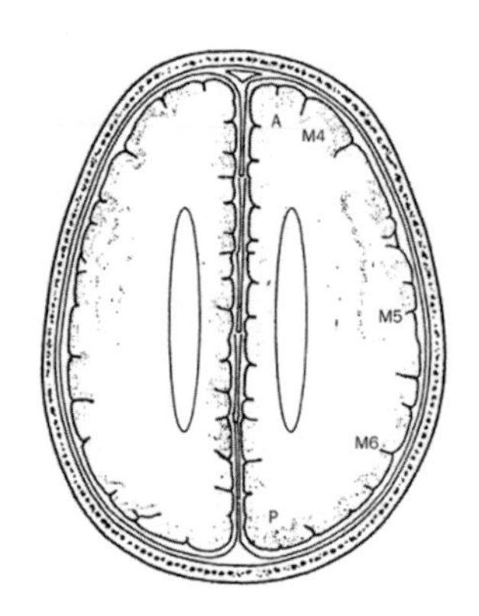

评估层面为右侧大脑半球，最下层和最上层 ASPECTS 层面。A：前循环；M1：前部大脑中动脉供血皮层；I：岛域带；M2：岛域带旁的大脑中动脉供血皮层；M3：后部大脑中动脉供血皮层；P：后循环；IC：内囊；L：豆状核；C：尾状核；M4、M5、M6 分别为前、侧、后部大脑中动脉供血区，在 M1、M2、M3 上大约 2 cm。

图 2-4 ASPECTS 判读标准与大脑中动脉分布区域

图片来源：BARBER P A，DEMCHUK A M，ZHANG J，et al. Validity and reliability of a quantitative computed tomography score in predicting outcome of hyperacute stroke before thrombolytic therapy. ASPECTS study group. Alberta stroke programme early CT score[J]. Lancet，2000，355（9216）：1670-1074.

37. MRI 上如何识别大血管闭塞?

MRI 是识别缺血性卒中患者是否存在大血管闭塞的重要影像学检查方法，其中 MRA 能通过快速、无创的方式获得血管影像，判断是否存在大血管闭塞；DWI 序列可判断早期梗死的部位，在鉴别缺血性脑血管病变、区分大血管闭塞和穿支病变，尤其是在识别后循环梗死病变方面，具有明显的优势。

38. 什么是“磁敏感血管征”？

磁敏感血管征是指在 MRI-GRE 或 SWI 序列图像上，患侧动脉走行区域的低信号改变，其直径略超过相应动脉的直径，是目前比较被认可的提示栓子存在的征象，是评估血管闭塞的新技术。

GRE 序列上的磁敏感血管征与 CT 上的大脑中动脉高密度征均提示栓子中包含了更多的红细胞，富含血小板的白色血栓对静脉阿替普酶溶栓的反应欠佳，而富含红细胞的红色血栓则对阿替普酶表现出更快速的药物反应，栓子的性质决定了血管再通治疗的效果。富含红细胞的红色血栓与以血小板和纤维蛋白为主的白色血栓在 CT 值、SWI 的信号特点上均存在一定差异。SWI 序列对去氧血红蛋白敏感，大脑中动脉的磁敏感血管征可能提示血栓成分中含有较多的红细胞，故磁敏感血管征和大脑中动脉高密度征均有潜在的预测血管再通及临床预后的价值。

39. 机械取栓前需要进行何种血管影像学检查?

建议急诊机械取栓前通过无创脑血管影像检查（CTA 或 MRA）来识别大血管闭塞，如果能同时进行颅外颈动脉和椎动脉血管成像，建议同时筛查，以了解是否存在串联病变，明确血管路径及是否存在动脉夹层病变，从而制订治疗计划。对考虑大血管闭塞的患者，在静脉溶栓的同时，建议同步进行血管影像学筛查。表 2-20 为本问题的循证依据。

表 2-20　循证依据和推荐强度

循证依据	推荐强度	证据级别	出处
实施血管内治疗前，尽量使用无创影像检查明确有无颅内大血管闭塞	Ⅰ类	A 级	2018 中国取栓指南
适合机械取栓的患者，进行颅内血管影像检查的同时行颅外颈动脉、椎动脉的筛查是合理的，可为制订血管内治疗计划提供信息	Ⅱa 类	C 级	2018 中国取栓指南
无肾功能不全病史的患者，怀疑大血管闭塞且符合血管内治疗指征时，行 CTA 检查无须等待肌酐检测结果	Ⅱa 类	B 级	2018 中国取栓指南
符合机械取栓条件的患者，推荐使用无创颅内血管影像作为首次影像筛查方法	Ⅰ级	A 级	2019 美国急性期指南
怀疑大血管闭塞，但首次影像评估未进行血管评估的患者，推荐尽快完善无创血管影像检查（如果可能，在静脉溶栓期间完成）	Ⅰ级	A 级	2019 美国急性期指南
考虑大血管闭塞且符合取栓治疗标准的患者，当无肾功能损害病史时，在获得血肌酐检查结果前完善 CTA 检查是合理的	Ⅱa 级	B-NR 级	2019 美国急性期指南

续表

循证依据	推荐强度	证据级别	出处
对于可能适合取栓治疗的患者，完善颈动脉颅外段和椎动脉影像检查是合理的，这些信息可为筛选患者和制订血管内治疗计划提供帮助	Ⅱb级	C-EO级	2019美国急性期指南

40. 如何评定血栓负荷量评分?

2008年，加拿大学者Volker Puetz等提出了基于CTA的血栓负荷量评分，该评分侧重于血栓在血管内分布位置的评估，而且比ASPECTS更先进的是，该评分对不同的部位给予了不同的权重。血栓负荷量评分可预测前循环缺血性卒中的临床结局、最终梗死面积和出血转化风险。有研究显示，较高的血栓负荷量评分与低NIHSS及高ASPECTS有相关性。血栓负荷量评分越高，患者的死亡率和脑出血率越低，同时功能结局越好。对于静脉溶栓的患者，血栓负荷量评分越低，溶栓后血管再通率越低，脑梗死面积越大。相关研究提示，如果血栓负荷量评分较低，血栓负荷较高，则静脉溶栓效果不佳，提示临床医师有必要积极准备桥接机械取栓治疗。

血栓负荷量评分为CTA或MRA显示的前循环主要动脉分配了10分，10分提示在CTA或MRA上没有可见的血管闭塞，而0分则提示所有的前循环主要动脉均闭塞。某条血管在CTA或MRA上无显示时，减去相应分值。当大脑中动脉M1段近端、M1段远端或颈内动脉鞍上段发生血栓，使血管不能显现时，每处异常减 2 分；大脑中动脉 M2 段、大脑前动脉 A1 段或颈内动脉鞍下段不显影时，每处减 1 分（图 2–5）。

图 2–6 为不同血管病变的血栓负荷量评分示例，评估血管解剖部位分为颈内动脉、大脑中动脉和大脑前动脉，其中颈内动脉的床突上段为 2 分，床突下段为 1 分，大脑中动脉主干（M1 段）近端和远端各 2 分，大脑中动脉 M2 段上、下干各 1 分，大脑前动脉 1 分。

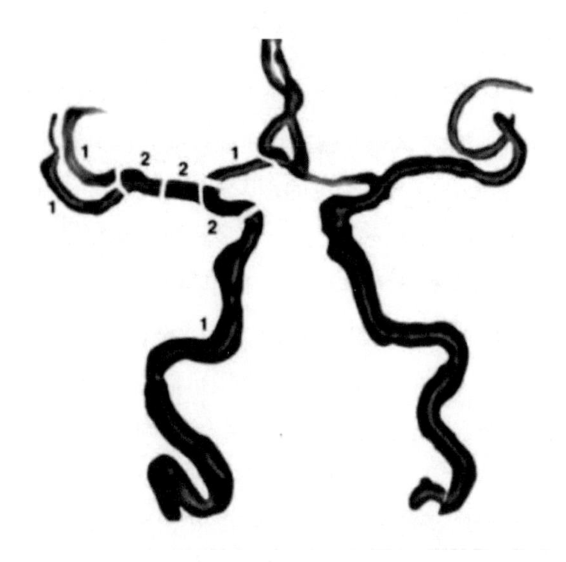

图 2–5　血栓负荷量评分示意图

图片来源：TAN I Y，DEMCHUK A M，HOPYAN J，et al. CT angiography clot burden score and collateral score：correlation with clinical and radiologic outcomes in acute middle cerebral artery infarct[J]. Am J Neuroradiol，2009，30（3）：525–531.

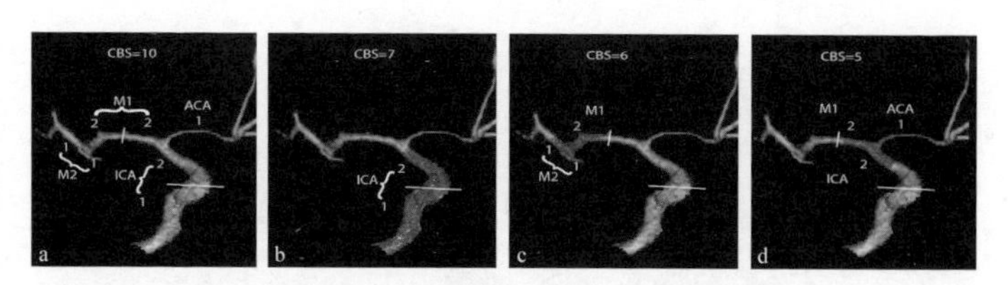

CBS：血栓负荷量评分；ICA：颈内动脉；ACA：大脑前动脉；M1：大脑中动脉 M1 段；M2：大脑中动脉 M2 段。

图 2-6 血栓负荷量评分示例

图片来源：TAN I Y，DEMCHUK A M，HOPYAN J，et al. CT angiography clot burden score and collateral score：correlation with clinical and radiologic outcomes in acute middle cerebral artery infarct[J]. Am J Neuroradiol，2009，30（3）：525−531.

41. 什么是血栓通透性?

通过血栓通透性指标评估的血栓通透性是急性缺血性卒中患者临床结局的独立预测因素。血栓通透性可由 NCCT 和 CTA 根据对比剂的渗透程度来进行量化测量。血栓通透性与血栓低红细胞、高纤维蛋白和血小板含量有关，并与心源性栓塞有相关性。在 HERMES 研究中，对照组（其中大多数接受阿替普酶治疗）中血栓通透性增加与功能结局改善、死亡率降低和梗死体积减小相关，但在血管内治疗组中没有这种相关性。血管内治疗作为包括阿替普酶溶栓在内的最佳药物治疗方案的辅助治疗手段，在血栓通透性较强的患者中获益减少，这是由于单纯接受阿替普酶溶栓治疗的患者，其血栓通透性的增加明显改善了预后。因此，在保留了血管内治疗与更好的预后相关的情况下，HERMES 研究中没有观察到血栓通透性的价值。

42. 机械取栓决策是否参考侧支循环情况?

MR CLEAN 和 IMS Ⅲ 研究的后期分析显示，侧支循环评估可识别患者是否能通过机械取栓获益。ESCAPE 研究结果支持使用多期 CTA 选择侧支循环中度至良好的患者在发病 12 h 内进行机械取栓。因此，在筛选适合机械取栓治疗的患者时，评估侧支循环是合理的。不过，侧支循环差，但闭塞时间短的患者仍能通过快速开通血管获益；反之，侧支循环良好的大血管闭塞患者，随着发病时间的延长，闭塞段血栓延伸，梗死组织水肿加剧，梗死灶仍会进展，缺血半暗带会逐渐减少。良好的侧支代偿为机械取栓开通血管、恢复低灌注区域脑组织的血流赢得了时间。可以说，侧支代偿的好坏是不同时间窗患者是否适合机械取栓治疗的关键，核心梗死和缺血半暗带随着时间的进展而变化，而这种变化的快慢主要取决于侧支循环的状态。

在筛选适合机械取栓治疗的患者时，一方面应该注重患者的核心梗死和缺血半暗带，另一方面也要注重对侧支循环的评估。对于侧支循环较差的患者，急救流程中的延误可能导致核心梗死快速进展，降低机械取栓的获益。表 2–21 为本问题的循证依据。

表 2–21　循证依据和推荐强度

循证依据	推荐强度	证据级别	出处
对于部分符合机械取栓标准的患者，评估侧支循环状态，进行临床治疗决策是合理的	Ⅱ b 级	C–LD 级	2019 美国急性期指南

续表

循证依据	推荐强度	证据级别	出处
决定是否进行血管内治疗时，可考虑参考脑侧支循环代偿情况	Ⅱb类	C级	2018中国取栓指南

43. 如何在CTA上评估侧支循环?

前循环单时相CTA侧支循环评估分级（图2-7）：

0级：无侧支循环（闭塞血管区域无对比剂填充）。

1级：侧支循环欠佳（对比剂填充＞0且＜50%）。

2级：中等水平侧支循环（对比剂填充＞50%且＜100%）。

3级：侧支循环良好（对比剂填充100%）。

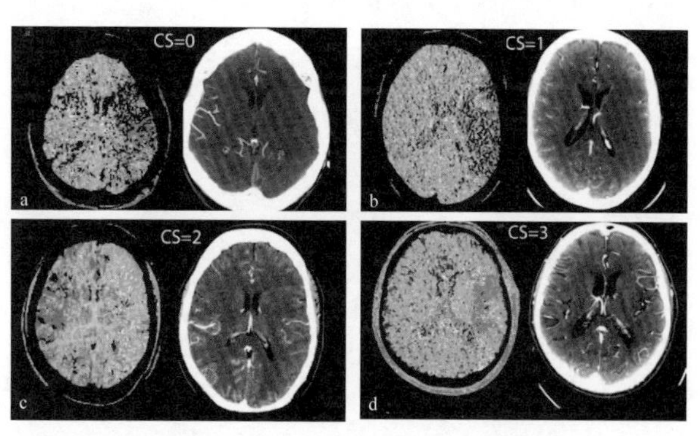

CS：侧支循环评分。

图2-7　CTA侧支循环评估分级

图片来源：TAN I Y，DEMCHUK A M，HOPYAN J，et al. CT angiography clot burden score and collateral score：correlation with clinical and radiologic outcomes in acute middle cerebral artery infarct[J]. Am J Neuroradiol，2009，30（3）：525-531.

44. 什么是前循环三期 CTA 侧支循环评估？

三期 CTA 是一种评估血管闭塞区域软脑膜侧支循环的新技术。第 1 期（P1）标准头颈部 CTA 后，重复 Willis 环的 CTA 循环两次，每次延迟 8 ～ 10 s，构成第 2 期和 3 期（P2、P3）。允许对大脑中动脉闭塞区域延迟的软脑膜侧支代偿区进行评估。对大脑中动脉—大脑后动脉（后侧）和大脑中动脉—大脑前动脉（前侧）水平的侧支循环进行评估，分为以下三个等级（图 2–8）：

侧支循环良好：早期代偿（第 1 期）和在第 3 期几乎完全显影（侧支循环代偿占大脑中动脉区域＞ 50%）。

侧支循环不良：延迟（2 ～ 3 期）填充，侧支血管较少（侧支循环代偿占大脑中动脉区域＜ 50%）。

无侧支代偿：未显示代偿血管。

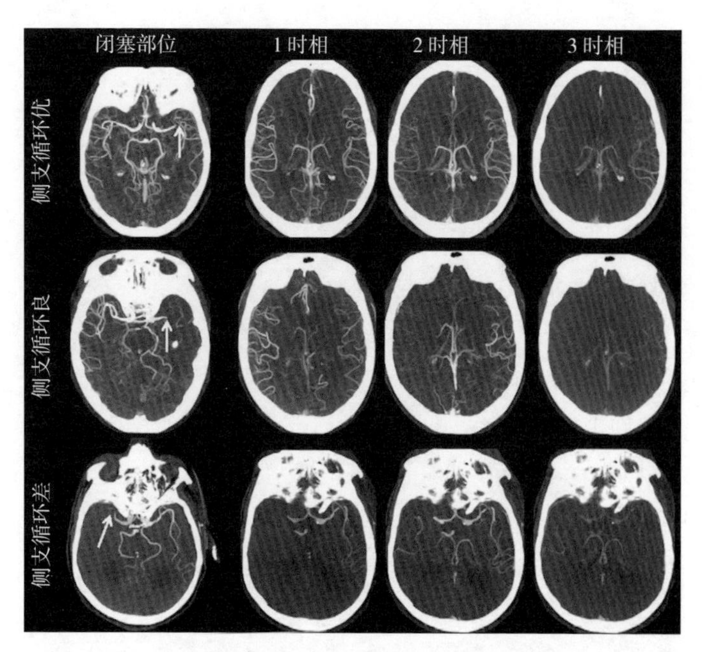

图 2–8　前循环三期 CTA 侧支循环评估

图片来源：MENON B K，D'ESTERRE D D，QAZI E M，et al. Multiphase CT angiography：a new tool for the imaging triage of patients with acute ischemic stroke[J]. Radiology，2015，275（2）：510–520.

45. 什么是 DSA 的 ASITN/SIR 侧支循环分级？

DSA 被认为是评估脑侧支循环的“金标准”。ASITN/SIR 侧支分级量表常被用于对急性缺血性卒中患者的 DSA 图像结果进行脑侧支循环分级（图 2–9）。

0 级：没有侧支血流到达缺血区域。

1 级：有缓慢的侧支血流到达缺血周边区域。

2 级：有快速的侧支血流到达缺血周边区域，仅有部分到达缺血区域。

3 级：静脉晚期可见缓慢但是完全的血流到整个缺血区域。

4 级：通过逆行灌注，血流快速而完全地灌注到整个缺血区域。

ASITN/SIR 侧支分级量表结果解读：0 ～ 1 级为侧支循环不良；2 级为侧支循环中等；3 ～ 4 级为侧支循环良好。该分级已在多项大型多中心 RCT 中应用，具有较好的一致性和可靠性。表 2–22 为本问题的循证依据。

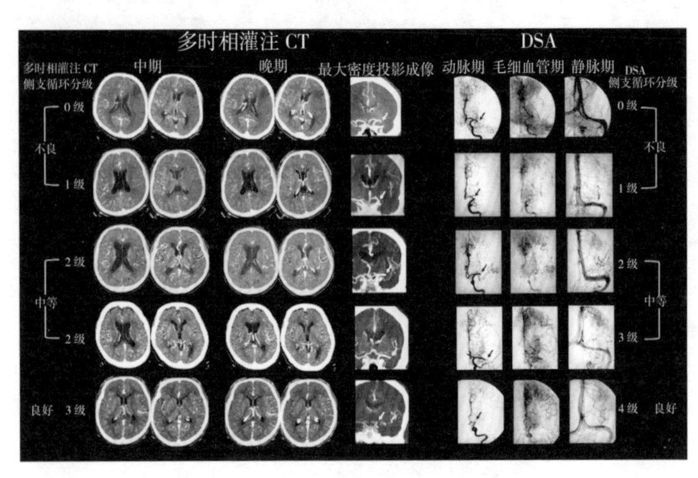

图 2–9 ASITN/SIR 侧支分级量表

图片来源：KIM S J，NOH H J，YOON C W，et al. Multiphasic perfusion computed tomography as a predictor of collateral flow in acute ischemic stroke：comparison with digital subtraction angiography[J]. Eur Neurol，2012，67（4）：252–255.

表 2-22 循证依据和推荐强度

循证依据	推荐强度	证据级别	出处
对于拟进行血管内治疗的急性缺血性卒中患者，推荐对基线侧支循环状态进行评估，可应用 ASITN/SIR 侧支分级量表，以帮助预测血管内治疗的风险及获益	Ⅰ类	A 级	2017 中国侧支循环指南
也可在治疗前对患者进行多时相 CTA 检查评估侧支循环的代偿程度，以进行危险度分层	Ⅱa 类	B 级	2017 中国侧支循环指南

46. 通过 CTA 或 DSA 显示的血管闭塞部位能否识别病变性质?

对于颅内大血管的急性闭塞，结合闭塞的部位，有助于识别是栓子栓塞还是局部的动脉粥样硬化性狭窄所致血管闭塞。如大脑中动脉或基底动脉的近端或中段的闭塞，考虑为主干型病变，是动脉粥样硬化狭窄的好发部位，局部斑块破裂、血栓形成或动脉粥样硬化重度狭窄闭塞的可能性大，但高负荷血栓也可能卡顿在血管的近端。对于大脑中动脉远端、基底动脉尖的血管闭塞，考虑为栓子导致的栓塞可能性大，血管内的栓子被血流冲击发生移位，停留在血管分叉处管径变化的部位。

47. 什么是 DSA 的颈动脉夹层“火焰征”？

颈动脉夹层病变影像学的表现包括直接征象和间接征象。直接征象为内膜片和双腔征；间接征象为颈动脉狭窄、闭塞或扩张，依据管腔的整体形态可表现为弦征（线状狭窄）、串珠征（狭窄 – 扩张）、火焰征（锥形闭塞），其轴位影像可表现为同心征、偏心征、新月征或靶征。在 DSA 上，颈动脉夹层最常见的征象为平滑的锥形狭窄，这时夹层导致血管闭塞时在 DSA 上形成了火焰征。

颈动脉夹层是罕见的、但可致死的卒中病因之一，在所有的缺血性卒中中，只有 1% ～ 2% 是由颈动脉夹层病变引起的，但在青年患者中，颈动脉夹层病变占卒中病因的 10% ～ 25%。颈动脉夹层由多因素形成，可能与遗传易感性和创伤史等潜在的危险因素有关。需通过 MRA、CTA、DSA 等检查发现。动脉成像中至少存在以下一种征象才能诊断为颈动脉夹层：血管双腔结构（内膜从动脉壁上撕裂，存在假内腔或浮动内膜）、非分支部位的假性动脉瘤、壁内血肿、典型的串珠样狭窄或火焰征（狭窄 – 扩张或血管闭塞），以及管腔狭窄表现出的鼠尾征或线样征（血管平滑或不规则变细）。

48. 什么是颈动脉“火焰样假闭塞”？

DSA 动脉期和 CTA 易将颈内动脉颅内段闭塞误诊为颈内动脉颅外段闭塞，这是由于闭塞部位近端管腔内不流动不显影的血液妨碍了对比剂进入实际上未闭塞的颈内动脉颅外段。

这种逐渐变细的颈内动脉颅外段的特征被称为火焰样假闭塞、颈动脉假夹层或矛头状颈动脉闭塞（图 2–10）。然而，火焰样颈内动脉颅外段也可见于动脉夹层导致的颈内动脉颅外段真闭塞。鉴别颈内动脉颅外段真闭塞和假闭塞是非常重要的，特别是在缺血性卒中超早期，因为这将决定血管内治疗方式的选择和患者的预后。

对于超急性期缺血性卒中患者，颈内动脉颅外段的火焰征提示可能存在孤立的颈内动脉颅内段闭塞，此时为颈动脉火焰样假闭塞，应该排除颈内动脉颅外段、颅内段串联闭塞的可能性。颈内动脉颅外段真性闭塞往往在 DSA 上表现为圆钝征或鸟嘴征。

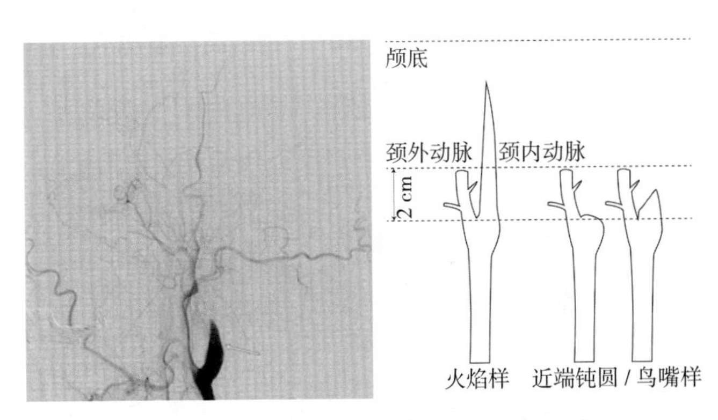

图 2–10　DSA 检查中颈动脉火焰样假闭塞

图片来源：PRAKKAMAKUL S，PITAKVEJ N，DUMRONGPISUTIKUL N，et al. Mid–cervical flame–shaped pseudo–occlusion：diagnostic performance of mid–cervical flame–shaped extracranial internal carotid artery sign on computed tomographic angiography in hyperacute ischemic stroke[J]. Springer Link，2017，59（10）：989–996.

49. 什么是 DSA 的“刀切征”或“截断征”？

定义：刀切征或截断征指对比剂与未显影的闭塞动脉之间存在界限分明的分界（图 2–11）。

意义：一项动脉溶栓的观察性研究发现，相比其他血管闭塞类型的患者，有刀切征的患者血管再通率较低。另一项动脉溶栓研究也发现，刀切征型闭塞的动脉再通率显著低于非刀切征型闭塞。与无刀切征的患者相比，有刀切征的患者血管再通等级低、术中操作更多，这可能会导致不利的临床结局。另外，作为临床一线的手术方式，接触抽吸比支架取栓可能更适合刀切征患者的血管再通治疗。动物实验显示，刀切样截断的外观可能是水锤效应引起的血块压缩的结果，因此栓塞的血栓质地可能较硬，从而影响机械取栓的治疗效果。

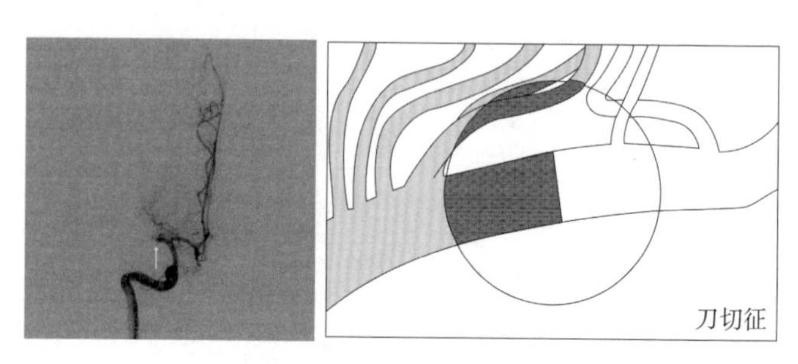

图 2–11　DSA 的刀切征

图片来源：左图来源于首都医科大学附属北京天坛医院神经介入中心；右图来源于 LIANG W Z，WANG Y M，DU Z H，et al. Intraprocedural angiographic signs observed during endovascular thrombectomy in patients with acute ischemic stroke[J]. Neurology，2021，96（23）：1080–1090.

50. 什么是DSA的“爪征”？

定义： 爪征为DSA检查时，在闭塞血管末端显影的对比剂形成一个半球形的充盈缺损，类似爪子的区域（图2–12）。

意义： 一项对73例患者的回顾性研究发现，DSA中出现爪征的患者更可能有心房颤动病史，且更可能成功实现血管再通。这项研究提示：爪征提示可能为圆形或椭圆形的血栓形状，更可能通过抽吸或支架取栓实现血管再通。

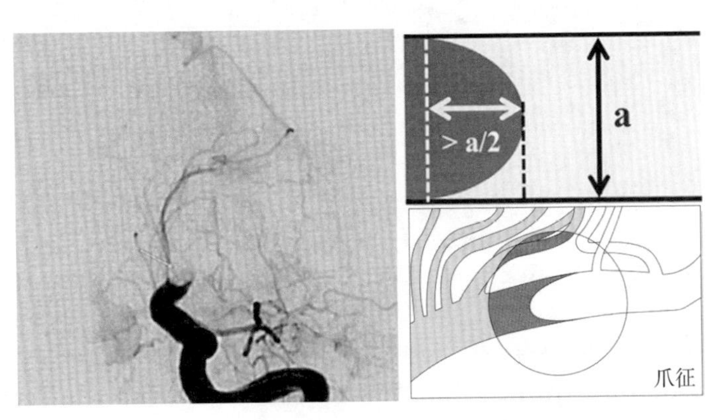

图2–12　DSA的爪征

图片来源：左图来源于首都医科大学附属北京天坛医院神经介入中心；右图来源于LIANG W Z，WANG Y M，DU Z H，et al. Intraprocedural angiographic signs observed during endovascular thrombectomy in patients with acute ischemic stroke[J]. Neurology，2021，96（23）：1080–1090.

51. 什么是 DSA 的“新月征”？

定义：新月征与爪征的特征类似，在行 DSA 检查时，在闭塞血管末端显影的对比剂形成一个新月样突出的充盈缺损（图 2–13）。

意义：新月征提示更高的血管再通率和相对更好的临床结局。基于理论研究，新月征可被认为是另一种类型的爪征。

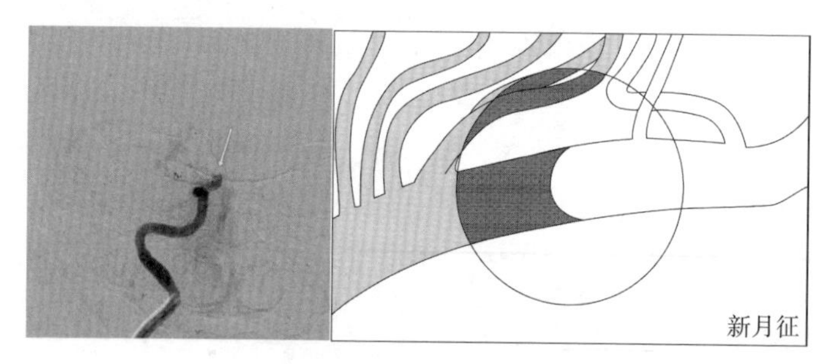

图 2–13 DSA 的新月征

图片来源：左图来源于首都医科大学附属北京天坛医院神经介入中心；右图来源于 LIANG W Z，WANG Y M，DU Z H，et al. Intraprocedural angiographic signs observed during endovascular thrombectomy in patients with acute ischemic stroke[J]. Neurology，2021，96（23）：1080–1090.

52. 什么是 DSA 的“轨道征”？

定义：轨道征指在行 DSA 检查时，闭塞的大动脉血栓周围存在一条或两条对比剂通道（图 2–14）。

意义：研究表明，有轨道征的患者动脉溶栓或血管内治疗后血管再通率较高。鉴于轨道征的形态，有时轨道征不代表责任动脉完全闭塞，而是代表有完全闭塞的趋势。此外，该轨迹可让溶栓药物渗入血栓并溶解血栓，这可能解释具有该征象的患者为何对动脉溶栓有良好的反应性。

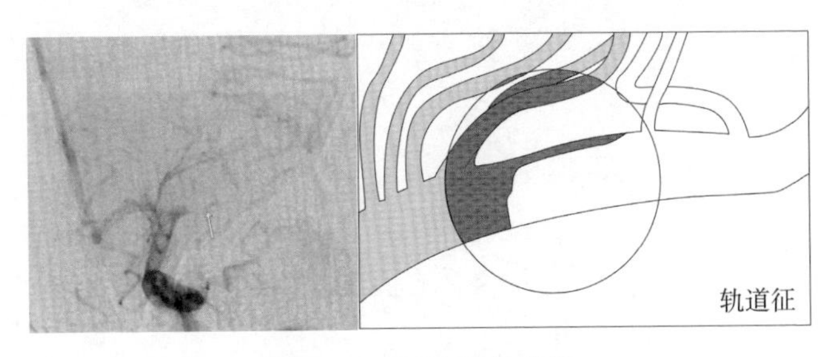

图 2–14 DSA 的轨道征

图片来源：左图来源于首都医科大学附属北京天坛医院神经介入中心；右图来源于 LIANG W Z，WANG Y M，DU Z H，et al. Intraprocedural angiographic signs observed during endovascular thrombectomy in patients with acute ischemic stroke[J]. Neurology，2021，96（23）：1080–1090.

53. 什么是 DSA 的“锥形征”？

定义：锥形征指在行 DSA 检查时，闭塞血管内对比剂末端形成锥形或火焰形状的外观（图 2–15）。

意义：研究表明，有锥形征的患者在机械取栓后更易存在残余狭窄，锥形征的潜在病因为颅内动脉粥样硬化。需注意的是，动脉夹层引起的血管闭塞也可能出现锥形征表现，假性动脉瘤同样可表现为锥形特征。因此，在血管造影过程中观察到锥形征时，应根据患者的临床表现和影像特征进行鉴别。

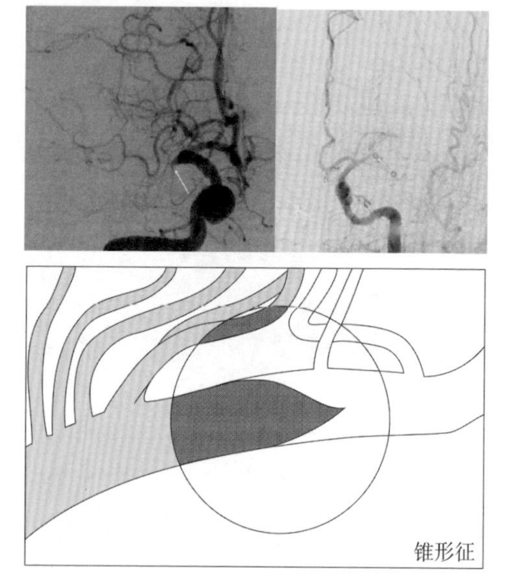

图 2-15　DSA 的锥形征

图片来源：上图来源于首都医科大学附属北京天坛医院神经介入中心；下图来源于 LIANG W Z，WANG Y M，DU Z H，et al. Intraprocedural angiographic signs observed during endovascular thrombectomy in patients with acute ischemic stroke[J]. Neurology，2021，96（23）：1080-1090.

54. 什么是抽吸取栓的“导管达栓征”？

导管达栓征定义为在机械取栓回撤器械前，负压抽吸的中间导管中的血流突然停止回流，同时抽吸导管尖端内的支架变形。导管中的血流停止流动，表明抽吸导管与血栓接触，捕获血栓，而支架变形反映支架和血栓之间的相互作用，即支架出现同心、偏心压缩和无压缩。研究表明，取栓过程中出现导管达栓征的患者更有可能出现首通效应和完全再灌注。

55. 什么是抽吸取栓的“导管 - 血栓成角”？

AOI 定义为导管和血栓之间的角度，也是局部血栓栓塞病变、抽吸导管与栓子远端血管的角度（图 2–16），该角度越大，血管越平直，血栓与导管越平行。研究表明，AOI ≥ 125.5° 时手术的成功率显著提高，大脑中动脉 M1 段和基底动脉中观察到更大的 AOI，其中较直的动脉走行，促使抽吸导管的吸力覆盖整个血栓长度，这也提示 AOI 与目标血管的曲折程度相关。

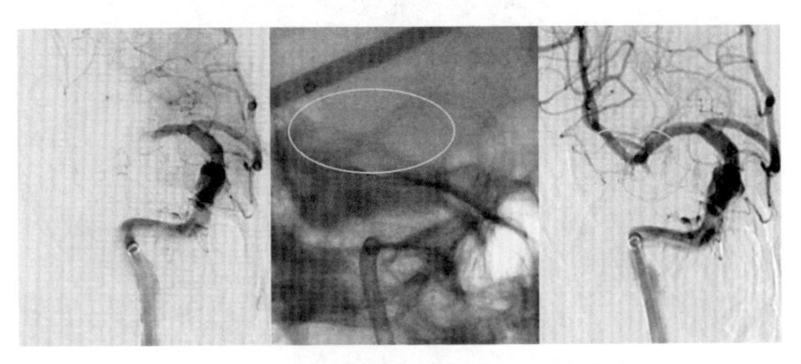

图 2–16　抽吸取栓中的导管 – 血栓成角

图片来源：首都医科大学附属北京天坛医院神经介入中心。

56. 什么是“支架 - 血栓交互征”？

支架 – 血栓交互征定义为在取栓支架释放后，进行 DSA 检查时取栓支架出现一定程度的展开和支架内出现血栓征象（图 2–17）。取栓支架的展开程度可通过闭塞部位支架的直径 / 邻近动脉的直径计算。取栓支架内血栓征象指支架内存在充盈缺损。

支架 – 血栓交互征可能提示卒中病因。有研究表明，栓塞性患者的取栓支架展开程度大于颅内动脉粥样硬化性狭窄患者，且支架 – 血栓交互征在栓塞组中更为常见。此外，支架类型、血栓的物理性质、责任动脉的解剖结构以及支架与血栓相互作用的时间等因素均可能影响支架 – 血栓交互征。

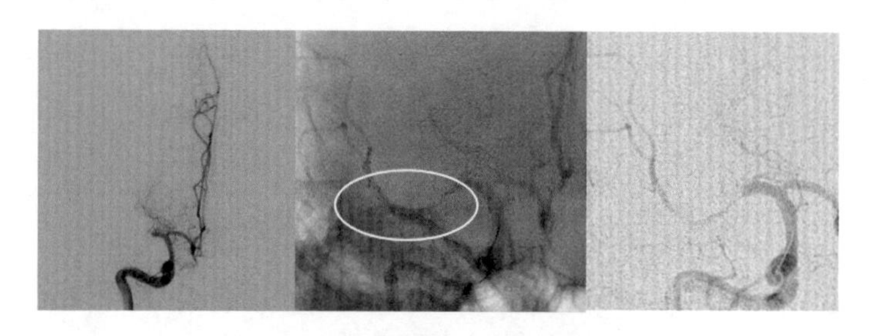

图 2–17　支架 – 血栓交互征

图片来源：首都医科大学附属北京天坛医院神经介入中心。

57. 什么是 DSA 的“血栓突出征”？

DSA 的血栓突出征定义为当释放取栓支架后，血栓透过取栓支架的网眼突入管腔，在血管造影时出现不规则的充盈缺损（图 2–18）。血栓突出征是血栓与支架交互和整合的标志，该征象的出现与取栓操作时的首通效应和完全再通有相关性。

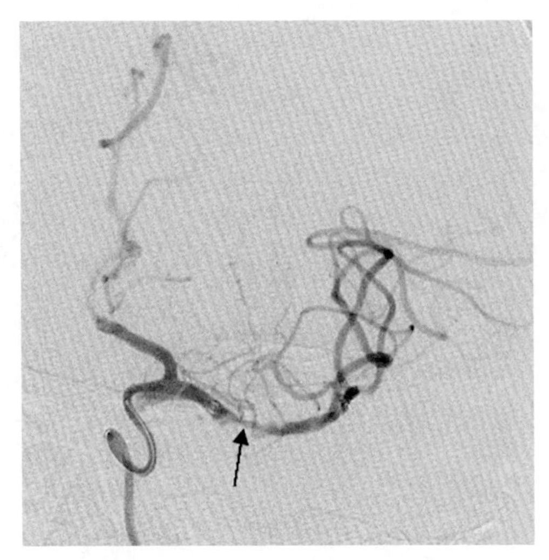

图 2-18 血管造影血栓突出征

图片来源：首都医科大学附属北京天坛医院神经介入中心。

58. 什么是“静脉早显”？

静脉早显是指 DSA 动脉期缺血区域局部引流静脉早期显影，这提示在血管造影过程中局部静脉比梗死区域的其余部分更早地被填充（图 2-19）。在已发表的研究中，静脉早显中的静脉引流通路分为两种类型：①路径从皮质动脉到皮质静脉（Ⅰ型）；②路径从豆纹动脉到丘纹静脉（Ⅱ型）。

静脉早显的原因可能是氧气的快速减少导致目标静脉引流的缺血区域血管扩张，加速循环。这种循环状态在文献中被称为过度灌注，提示发生再灌注损伤的风险高。静脉早显提示患者有较高的再灌注损伤和出血转化风险。

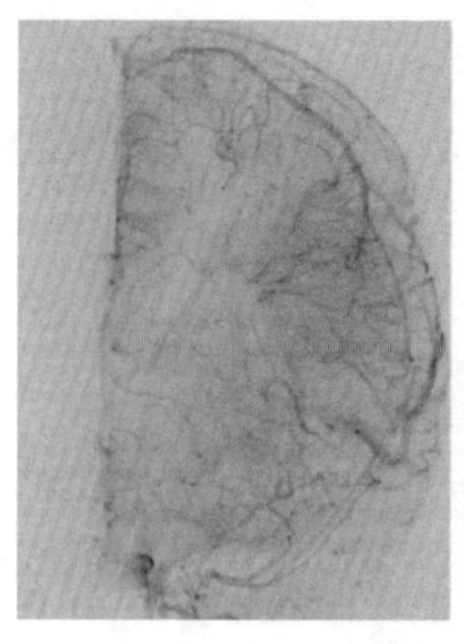
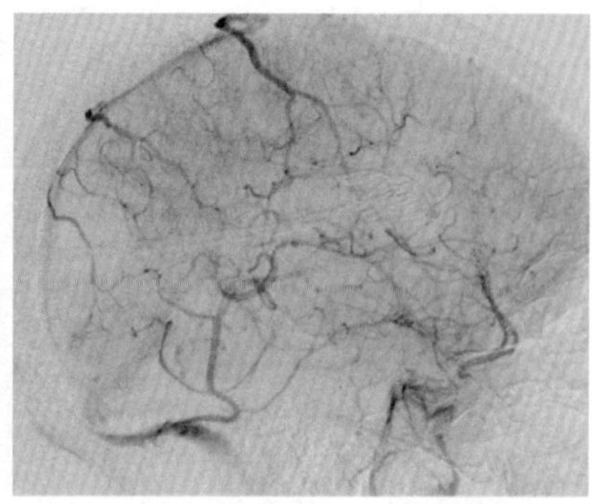

图 2-19 DSA 的静脉早显

图片来源：首都医科大学附属北京天坛医院神经介入中心。

59. 什么是"基底节毛刷征"？

基底节毛刷征也称为基底节刷，指血管再通后 DSA 中基底神经节区显影增强（图 2-20）。与静脉早显相似，基底节毛刷征与不可逆性缺血性损伤相关。一项回顾性研究表明，血管再通后基底节毛刷征与基底神经节梗死进展相关。此外，有基底节毛刷征的患者更有可能发生术后出血转化。值得注意的是，基底节毛刷征与静脉早显Ⅱ型的联和征象可作为血管内治疗预后不良的标志。

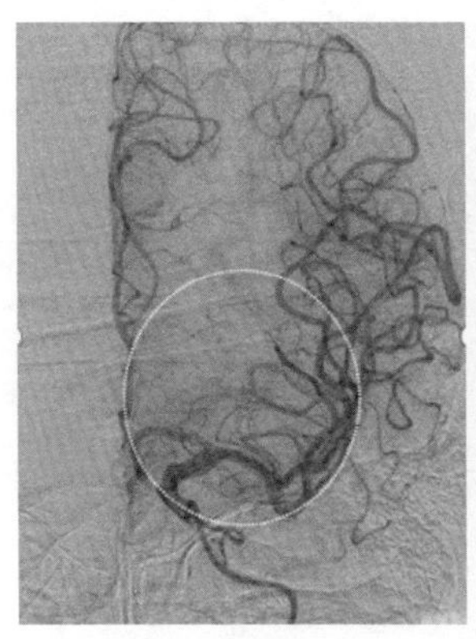
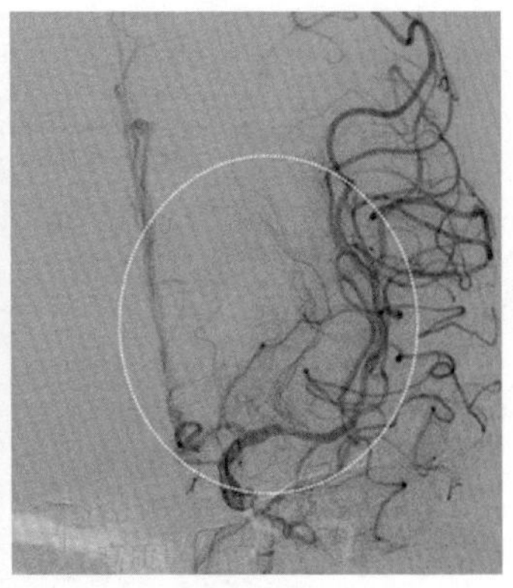

图 2–20 DSA 的基底节毛刷征

图片来源：首都医科大学附属北京天坛医院神经介入中心。

60. 什么是“外侧豆纹动脉征”？

外侧豆纹动脉征指血管开通术前 DSA 提示外侧豆纹动脉通畅，也称为 LSA+ 或大脑中动脉远端（M1 远端）闭塞（图 2–21）。研究提示，LSA+ 与患者发病 90 d 或出院时较低的 mRS 评分相关。目前该征象的临床意义仍有争议，还需进一步的研究。

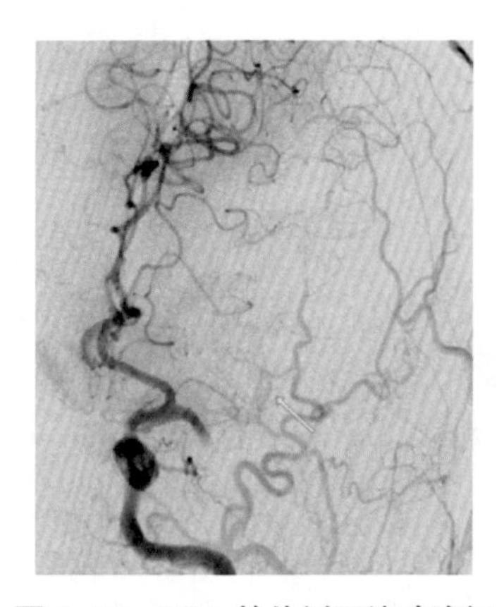

图 2–21　DSA 的外侧豆纹动脉征

图片来源：首都医科大学附属北京天坛医院神经介入中心。

61. 什么是“闭塞远端缓流征”？

闭塞远端缓流征定义为血管闭塞远端可见顺行的缓慢血流，因闭塞血管的近端和远端边缘都可见，所以它不仅可反映血栓的形态特征，还反映了闭塞周围区域的侧支循环（图 2–22）。缓慢的顺行血流通常被认为是缺血区域血流不良的表现，但有研究发现，与没有闭塞远端缓流征的患者相比，出现闭塞远端缓流征的患者血管成功再通率更高。闭塞远端缓流征可能是由血栓内的微通道引起的，这些微通道可能使血栓对溶栓治疗的反应性更好。

闭塞远端缓流征的另一个特征是闭塞远端血管的延迟显影，可能与以下机制有关：①大动脉管腔高度狭窄限制了顺行血流；②顺行血流因与逆行侧支血管的血流发生碰撞而减慢；③顺行血流受到闭塞远端微循环障碍的限制。因此，闭塞远端缓流征可作为预测血管成功再通的指标，也提示患者可能有良好的侧支循环和较高的术中血管再闭塞风险。

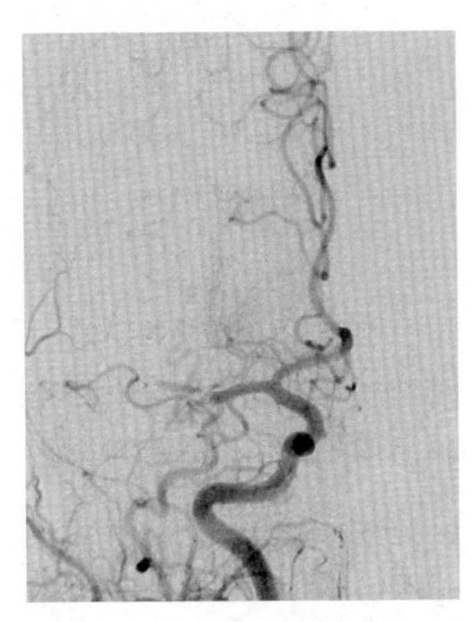

图 2-22　闭塞远端缓流征

图片来源：首都医科大学附属北京天坛医院神经介入中心。

62. 后循环大血管闭塞如何进行影像学筛选?

对于椎 - 基底动脉闭塞的后循环患者，不同的影像学检查具有不同的临床价值。①后循环 NCCT 除了排除出血外，还能评估梗死的部位和梗死的大小。NCCT 可通过血管高密度征及点征提示血栓，通过血管钙化征提示动脉粥样硬化性狭窄，并且能识别椎 - 基底动脉走行的大概情况。此外，NCCT 还可用于 PC-ASPECTS 评分，判断脑桥 - 中脑指数。②后循环的 CTA 影像能明确血管的闭塞部位、侧支循环情况，进行 PC-CTA、PC-CS、BATMAN 等后循环侧支循环的评分。③后循环 MRI 检查可通过 DWI 序列更清晰地显示后循环的缺血病灶、脑干梗死程度，通过 MRA 确定基底动脉的闭塞部位，通过 SWI 序列识别血栓情况。④后循环 CTP 检查可识别大血管闭塞患者的低灌注区域，辅助确定急性闭塞的部位。另外，CTP 的低灌注程度也是潜在的判断梗死体积的方法。

63. 什么是基底动脉“高密度征”或“点征”？

基底动脉血栓形成后，在头颅 NCCT 中可表现为基底动脉高密度征，也被称作基底动脉的点征（图 2–23）。出现基底动脉高密度征提示基底动脉闭塞段血栓形成的可能性大。

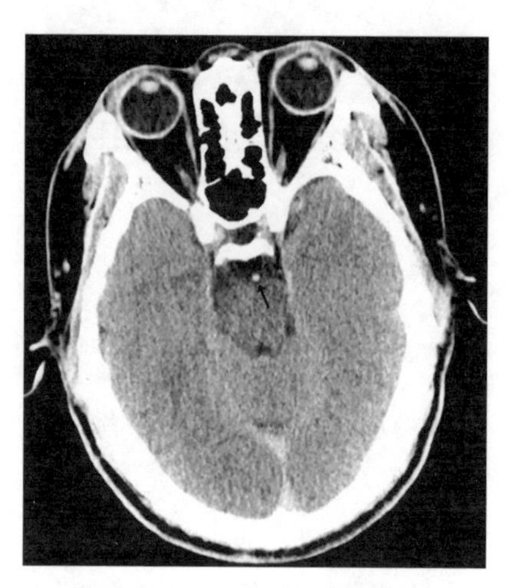

图 2–23　基底动脉高密度征

图片来源：首都医科大学附属北京天坛医院神经介入中心。

64. 后循环 NCCT“椎动脉钙化”有什么意义？

后循环大血管急性闭塞后，NCCT 上常出现椎动脉钙化征象，该征象往往提示存在椎动脉动脉粥样硬化性病变。有研究表明，椎动脉钙化征与机械取栓后的不良预后相关。

65. 什么是 PC-ASPECTS？

PC-ASPECTS 是一项针对后循环的 10 分制的系统性、半定量的评分方法，用于评价基底动脉供血区急性缺血性卒中患者的缺血改变。基底动脉系统供血区按照下图（图 2-24）进行分区，缺血改变每累及一个区域则从总分中减去 1 分或 2 分。早期缺血性改变的定义为低密度灶或灰质、白质模糊区。10 分代表正常头颅影像，0 分代表缺血累及基底动脉的全部供血区。使用 CTA 源图像进行 PC-ASPECTS 评估的效果优于 NCCT。当患者 PC-ASPECTS ≥ 6 分时考虑进行机械取栓治疗。

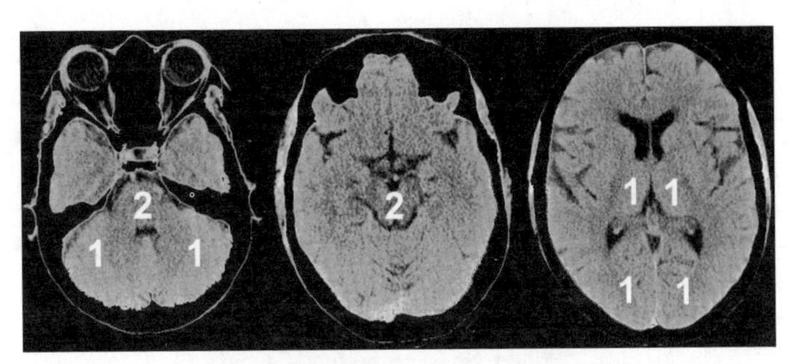

左丘脑、右丘脑、小脑或大脑后动脉供血区域为 1 分；中脑或脑桥任意部分为 2 分。10 分为正常的扫描结果；0 分表示上述所有区域均有早期缺血变化或低衰减。

图 2-24　PC-ASPECTS 示意图

图片来源：PUETZ V，SYLAJA P N，COUTTS S B，et al. Extent of hypoattenuation on CT angiography source images predicts functional outcome in patients with basilar artery occlusion[J]. Stroke，2008，39（9）：2485-2490.

66. 什么是后循环脑桥 - 中脑指数?

脑桥 – 中脑指数是一种评价急性缺血性卒中患者脑桥和中脑早期缺血性改变的简单、可靠、系统化方法，但目前脑桥 – 中脑指数在治疗决策中未被广泛应用（表 2–23）。患者的脑桥 – 中脑指数≥ 3 分时，考虑适合机械取栓治疗。

表 2–23　脑桥 – 中脑指数评分表

位置	评分方法（基于 CT 或 CTA 源图像）
左侧半脑桥	0 分 = 没有低密度；1 分 = 低密度面积＜ 50%；2 分 = 低密度面积＞ 50%
右侧半脑桥	0 分 = 没有低密度；1 分 = 低密度面积＜ 50%；2 分 = 低密度面积＞ 50%
左侧半中脑	0 分 = 没有低密度；1 分 = 低密度面积＜ 50%；2 分 = 低密度面积＞ 50%
右侧半中脑	0 分 = 没有低密度；1 分 = 低密度面积＜ 50%；2 分 = 低密度面积＞ 50%

67. 后循环有哪些侧支循环评估方案?

后循环侧支循环评分还包括依据 CTA 影像的 PC–CS 评分、BATMAN 评分、PC–CTA 评分以及依据 DSA 影像的 ACGS–BAO 评分。

68. 什么是后循环 PC-CTA 评分?

PC-CTA 是一个 6 分的评分系统，旨在评估后循环的侧支循环血流。PC-CTA 基于闭塞区域内血管正向或逆向的对比剂显影情况进行评分，将后循环分为 6 节段的动脉树，每个节段闭塞评分 1 分。

通过计算影像的节段可评估 PC-CTA 分数，评分为 0 分时无血管闭塞，评分为 6 分表示后循环完全闭塞，包括至少一个椎动脉和双侧大脑后动脉（图 2-25）。

① 2 个颅内椎动脉；

基底动脉分为 3 节段：

②近段，从基底动脉起始部延伸至小脑前下动脉起始处；

③中段，从小脑前下动脉起始部到小脑上动脉起始部；

④尖段，从小脑上动脉的起始部到其尖端；

大脑后动脉：

⑤右侧大脑后动脉；

⑥左侧大脑后动脉。

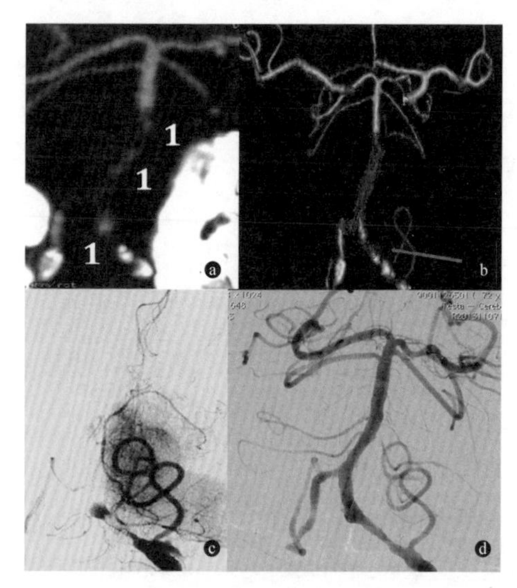

a 图为 CTA 最大密度投影，b 图为 CTA 体积重建，c 图为患者术前 DSA，d 图为术后 DSA；a、b、c 三图均显示椎动脉和基底动脉的近端和头部多处充盈缺损，PC-CTA 为 3 分；d 图显示术后血管再通。

图 2-25　PC-CTA 评分示例

图片来源：DA ROS V，MESCHINI A，GANDINI R，et al. Proposal for a vascular computed tomography-based grading system in posterior circulation stroke：a single-center experience[J]. J Stroke Cerebrovasc Dis，2016，25：368-377.

69. 什么是后循环 PC-CS 评分？

PC-CS 是评估后循环侧支循环的一种评分方案，来自 BASICS 研究，PC-CS 评分与患者不良预后密切相关。

评分方案：在后循环中分配潜在的侧支循环最多为 10 分，每个动脉通畅计为 1 分：小脑后下动脉、小脑前下动脉，小脑上动脉各 1 分。通畅的后交通动脉内径若小于同侧大脑后动脉 P1 段内径，每侧为 1 分；若后交通动脉内径≥同侧大脑后动脉 P1 段为每侧 2 分。PC–CS 评分 0 ～ 3 分为侧支循环不良；4 ～ 5 分为侧支循环中等；6 ～ 10 分为侧支循环良好（图 2–26）。

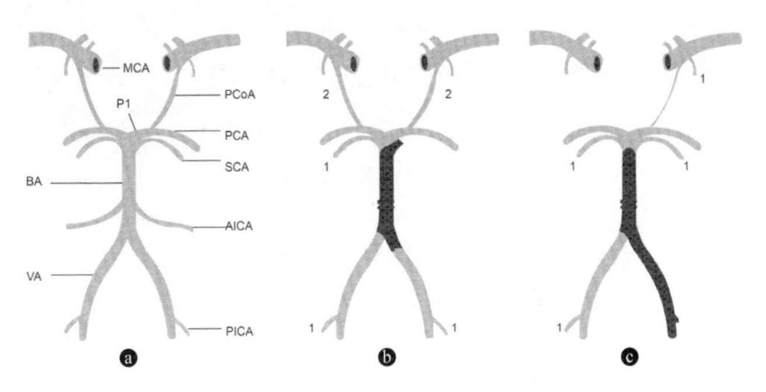

a 图为 PC–CS 示意图；b 图双侧 PICA 显影，右侧 SCA 显影，双侧粗大 PCoA 开放，PC–CS 为 7 分；c 图中 BA 闭塞，右侧 PICA 显影，双侧 SCA 显影，左侧 PCoA 纤细，PC–CS 为 4 分。PCoA：后交通动脉；PCA：大脑后动脉；SCA：小脑上动脉；AICA：小脑前下动脉；PICA：小脑后下动脉；VA：椎动脉；BA：基底动脉；P1：大脑后动脉 P1 段；MCA：大脑中动脉。

图 2–26　PC–CS 评分系统示意图和示例

图片来源：VAN DER HOEVEN E J，MCVERRY F，ALBERT VOS J，et al. Collateral flow predicts outcome after basilar artery occlusion：the posterior circulation collateral score[J]. Int J Stroke，2016，11（7）：768–775.

70. 什么是后循环 BATMAN 侧支循环评分？

BATMAN 是一个依据 CTA 影像的后循环侧支循环评分系统，共 10 分，可半定量地反映血栓负荷和后交通动脉侧支循环状况。BATMAN ＜ 7 分与患者 3 个月不良预后相关，BATMAN 评分考虑到基底动脉闭塞程度，功能性定位，可能阻塞的穿支动脉和其他侧支（小脑后下动脉、小脑前下动脉和小脑上动脉），调整了后交通动脉在侧支循环代偿中的保护作用。BATMAN 良好的患者似乎更能从血管再通中受益，并达到良好的功能预后；而侧支循环不充分和血栓负荷重的患者，即便获得血管再通，仍有可能遗留严重残疾甚至死亡。

BATMAN 评分方案：将椎－基底动脉系统分为 6 个部分，包括任意一侧椎动脉（1 分），大脑后动脉（根据情况评分不同）；基底动脉（分三段，每段各为 1 分）；因研究显示缺乏后交通动脉（双侧或单侧）是最强的临床不良预后的预测因素，因此，左、右后交通动脉各为 2 分；若后交通动脉发育不全（定义为直径＜1 mm）为 1 分；胚胎后交通动脉为 3 分（图 2–27）。

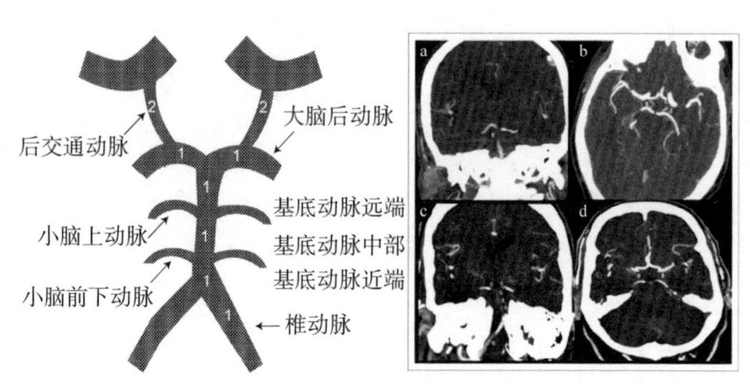

左图为 BATMAN 评分系统中每个节段动脉分值的示意图；右图为示例，a 图和 b 图的 BATMAN 为 9 分（基底动脉仅远端闭塞，存在双侧后交通动脉），c 图和 d 图 BATMAN 为 0 分（广泛基底动脉闭塞及缺如）。

图 2–27 BATMAN 评分系统示意图和示例

图片来源：ALEMSEGED F，SHAH D G，DIOMEDI M，et al. The basilar artery on computed tomography angiography prognostic score for basilar artery occlusion[J]. Stroke，2017，48（3）：631–637.

71. 什么是后循环 DSA 的 ACGS-BAO 侧支循环评分？

ACGS–BAO 是一种基于 DSA 的，针对急性基底动脉闭塞患者的侧支循环评分系统。在接受血管内治疗的急性基底动脉闭塞患者中测试了该评分系统，结果显示，经该量表评估有良好侧支循环的患者在血管内治疗后 90 d 功能结局更好。ACGS–BAO 将血液的完全充盈、部分充盈或基底动脉关键部位的充盈识别为急性基底动脉闭塞中良好或不良侧支循环形成的重要标志，从而简化了侧支循环评估的方法，并且易于在临床实践中使用（图 2–28）。

软脑膜侧支包括前循环和小脑动脉。通常，基底动脉的顶部定义为一个由远端基底动脉、双侧大脑后动脉 P1 段和双侧小脑上动脉主干组成的五分叉结构。如果存在单侧或双侧胚胎性大脑后动脉变异，则基底动脉的顶部为四分叉或三分叉结构，不包括胚胎性大脑后动脉。部分充盈指动脉晚期至静脉期，基底动脉顶部至少可见一个分叉，而不是所有分叉；完全充盈指在动脉晚期到静脉期可见到基底动脉顶部的所有分叉。

分级	定义	图
1 级	无后交通动脉和软脑膜侧支，基底动脉顶部未见充盈	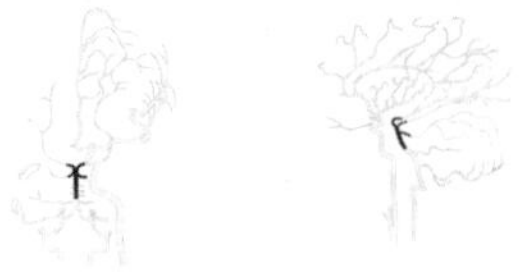
2 级	存在后交通动脉或软脑膜侧支，但基底动脉顶部未见充盈	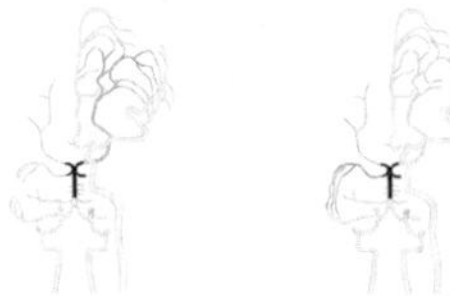
3 级	存在后交通动脉和软脑膜侧支，基底动脉顶部部分充盈	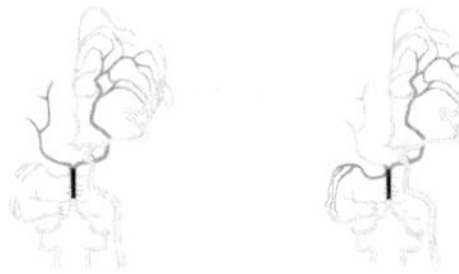
4 级	存在后交通动脉和软脑膜侧支，基底动脉顶部完全充盈	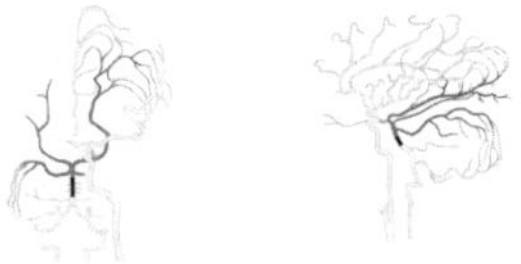

图 2-28　ACGS-BAO 分级示例图（彩图见彩插 1）

图片来源：GAO F，TONG X，SUN X，et al. A new angiographic collateral grading system for acute basilar artery occlusion treated with endovascular therapy[J]. Transl Stroke Res，2021，2（4）：559-568（作者单位：首都医科大学附属北京天坛医院神经介入中心）。

72. 后循环 MRI-DWI 序列有哪些评分?

MRI–DWI 序列可较敏感地识别后循环的早期梗死病灶，基于早期梗死病灶的 DWI 评分系统可用于临床预后的预测，目前有以下评分系统：DWI PC–ASPECTS 评分、Renard DWI 评分和 DWI 脑干评分。

73. 机械取栓前血管影像和灌注影像都需要完成吗?

在发病 6 h 内推荐使用无创血管影像检查评估大血管闭塞，根据 NCCT 的 ASPECTS 评分能有效筛选出可能从机械取栓中获益的患者，无须进行灌注影像学检查。但对于卒中发病 6 ～ 24 h 的前循环大血管闭塞患者，推荐行灌注影像学检查，结合核心梗死体积和缺血半暗带的情况，筛选适合机械取栓的患者，以提高机械取栓的获益性。表 2–24 为本问题的循证依据。

表 2–24　循证依据和推荐强度

循证依据	推荐强度	证据级别	出处
对发病 6 h 内，ASPECTS ≥ 6 分的大血管闭塞患者，优先推荐使用 NCCT 和 CTA，或 MRI 和 MRA 影像学检查来筛选适合机械取栓的患者，而非进行灌注成像等其他影像评估方案	Ⅰ级	B–NR 级	2019 美国急性期指南

续表

循证依据	推荐强度	证据级别	出处
距最后看起来正常的时间在 6 ～ 24 h 的前循环大血管闭塞患者，推荐进行 CTP、MRI-DWI 或 PWI 检查，帮助筛选适合机械取栓的患者，但是必须符合 RCT 证实的能带来获益的影像和其他标准才可进行机械取栓治疗	Ⅰ类	A 级	2018 中国取栓指南
发病 6 h 内，推荐使用 CTA 或 MRA 检查明确有无大血管闭塞，可不进行灌注成像检查	Ⅰ类	A 级	2018 中国取栓指南
发病时间在 0 ～ 6 h 内，前循环大血管闭塞性急性缺血性卒中患者不需要使用高级影像技术进行筛选	低？↓	低 ⊕⊕⊕	2019 欧洲取栓指南
对发病时间超过 6 h 的前循环大血管闭塞性急性缺血性卒中患者，使用高级影像技术进行筛选是必要的	强↑↑	中 ⊕⊕⊕	欧洲取栓指南

取栓操作

74. 适合机械取栓的患者，是否可跨过静脉溶栓?

目前指南采纳的 6 h 内机械取栓的 RCT 均证实了在静脉溶栓基础上进行机械取栓的获益性，因此，对于适合机械取栓，但同时具备静脉溶栓适应证的患者，应启动静脉溶栓，但不应延误机械取栓操作的评估与实施。

对于桥接治疗与直接取栓的比较，目前国际上有 6 项大型的 RCT。DIRECT-MT 研究证实了直接取栓的非劣性，SKIP 研究未能验证直接取栓的非劣性，DEVT 研究因中期就证实了直接取栓的非劣性而提前终止，MR CLEAN NO IV 研究未证实直接取栓的优效性或非劣性，SWIFT DIRECT 研究和 DIRECT-SAFE 研究也未显示直接取栓的非劣性。

综上，多项研究结果并未明确直接机械取栓的获益性，但两项研究证实其非劣性。基于当前的结果，桥接治疗并未改善患者的功能结局，桥接治疗的血管成功开通率更高，但出血风险也更高。表 2-25 为本问题的循证依据。

表 2-25 循证依据和推荐强度

循证依据	推荐强度	证据级别	出处
适合静脉阿替普酶溶栓的患者，即使考虑行机械取栓治疗，也应先给予静脉阿替普酶溶栓	Ⅰ级	A 级	2019 美国急性期指南
适合取栓的患者，在无静脉溶栓禁忌证时，选择替奈普酶静脉溶栓（静脉团注 0.25 mg/kg，最高 25 mg），而非阿替普酶，可能是合理的	Ⅱ b 级	B-R 级	2019 美国急性期指南
拟行机械取栓治疗的患者，不应等待静脉阿替普酶溶栓的治疗效果	Ⅲ级：无获益	B-R 级	2019 美国急性期指南
对于大血管闭塞性急性缺血性卒中患者，静脉溶栓和单独机械取栓这两种治疗方法均适用。但相对于单独机械取栓，更推荐两者联合治疗。两种治疗方法都应在患者到达医院后尽早进行。机械取栓治疗不应延迟静脉溶栓的启动，同时静脉溶栓也不应延迟机械取栓的启动	强↑↑	非常低 ⊕	2019 欧洲取栓指南
大血管闭塞性急性缺血性卒中患者如不能接受静脉溶栓治疗，则推荐采用机械取栓治疗	强↑↑	低 ⊕⊕	2019 欧洲取栓指南
有血管内治疗指征的患者应尽快实施治疗，当符合静脉 rt-PA 溶栓标准时，应接受静脉溶栓治疗，同时直接桥接机械取栓治疗	Ⅰ类	A 级	2018 中国取栓指南
静脉溶栓禁忌的患者，建议将机械取栓作为大血管闭塞的治疗方案	Ⅰ类	A 级	2018 中国取栓指南

75. 机械取栓前如何进行血压调控?

目前机械取栓前的血压管理策略可参考静脉溶栓的血压管理，建议血压控制在 185/110 mmHg 以下，但不建议过度降压。急性大血管闭塞后侧支循环需要一定的血压水平维持，较低的血压可能导致侧支循环代偿不足，加快梗死进展。表 2–26 为本问题的循证依据。

表 2–26 循证依据和推荐强度

循证依据	推荐强度	证据级别	出处
计划机械取栓同时未给予静脉溶栓的患者，术前将血压维持在≤ 185/110 mmHg 是合理的	Ⅱ a 级	B–NR 级	2019 美国急性期指南

76. 对卒中中心机械取栓的数量和时间有什么要求?

目前对卒中中心机械取栓的数量没有特殊要求，但有研究表明，高容量的中心取栓与患者良好预后密切相关，当然这与高容量中心可进行良好的患者评估、具备优化的流程以及高效的操作密不可分。对于适合机械取栓的患者，建议入院到穿刺时间目标值为＜ 90 min。表 2–27 为本问题的循证依据。

表 2-27　循证依据和推荐强度

循证依据	推荐强度	证据级别	出处
对于发病在 6 ～ 24 h 取栓时间窗内的患者，应尽可能快速地进行评估和治疗，以确保最大比例的患者能通过治疗获益	Ⅰ级	B-R 级	2019 美国急性期指南
具备急性缺血性卒中血管内治疗能力的医疗机构，对于发病 6 h 内有血管内治疗指征的急性缺血性卒中患者，血管内治疗率推荐的基础目标值为不低于 50%，进阶目标值为不低于 90%	–	–	2021 中国质量建议
对于血管内治疗患者的入院到穿刺时间，推荐基础目标值为＜ 90 min，进阶目标值为＜ 60 min	–	–	2021 中国质量建议
进行机械取栓时，建议患者到院至股动脉穿刺的时间在 90 min 以内，到院至血管再通的时间在 120 min 以内	Ⅱ a 类	B 级	2018 中国取栓指南

77. 什么是 mTICI 分级？

mTICI 是观察靶血管床充盈分级的一个标准，常用于判断脑动脉再通的情况。下游靶区域是再灌注前缺血影响的区域，根据该区域经过治疗后的灌注恢复情况进行评估分级（表 2-28）。

表 2-28　mTICI 分级标准

mTICI 分级	定义
0 级	无灌注
1 级	仅有微量血流通过闭塞端，远端分支极少或无灌注
2a 级	前向血流部分灌注，＜ 50%下游缺血区（如仅一个大脑中动脉主要分支再通）
2b 级	前向血流部分灌注，＞ 50% 下游缺血区（如有两个大脑中动脉主要分支再通）
3 级	远端缺血区完全恢复灌注，远端分支无可视闭塞

78. 什么是 eTICI 分级?

缺血性卒中患者的预后与血流再灌注水平密切相关，科学、细致的血流再灌注分级有助于对患者预后进行预测。在早期的机械取栓研究中，mTICI 分级是较为常用的评价取栓后再灌注情况的工具，但有研究表明，与其他评价方法相比，eTICI 能更细致地区分血流再灌注分级，且可更加敏感地预测患者的临床预后，值得未来在临床及科研中进一步推广应用。后期的多项研究都采用了 eTICI 分级系统。eTICI 分级系统将 mTICI 分级中的 2b 级进一步细化为 2b50 级、2b67 级和 2c 级（表 2-29，图 2-29）。

表 2-29　eTICI 分级标准

eTICI 分级	定义
0 级	远端完全无血流
1 级	取出部分血栓但远端仍无血流
2a 级	远端血流恢复 1% ～ 49% 的灌注
2b50 级	远端血流恢复 50% ～ 66% 的灌注
2b67 级	远端血流恢复 67% ～ 89% 的灌注
2c 级	远端血流恢复 90% ～ 99% 的灌注
3 级	远端血流恢复 100% 的灌注

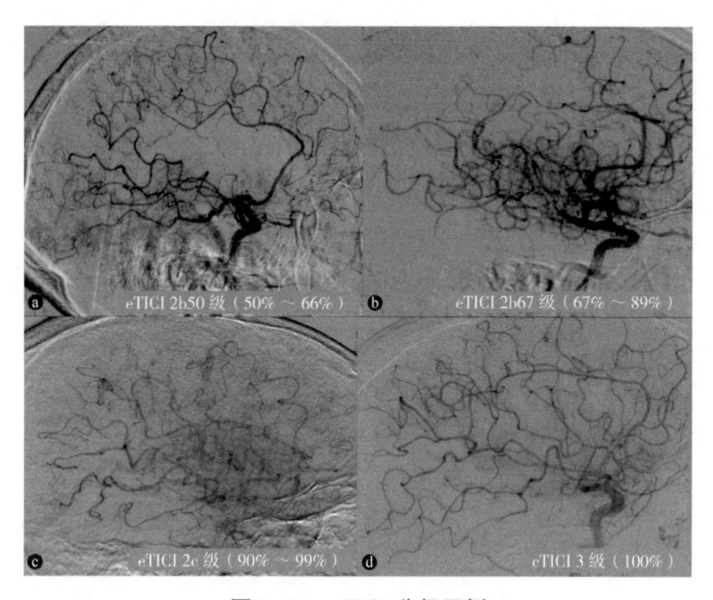

图 2-29　eTICI 分级示例

图片来源：LIEBESKIND D S，BRACARD S，GUILLEMIN F，et al. eTICI reperfusion：defining success in endovascular stroke therapy[J]. J Neurointerv Surg，2019，11（5）：433-438.

79. 机械取栓操作的目标是什么？

目前最新的临床指南中建议的机械取栓目标为达到mTICI 2b/3级的再灌注，但在当前研究中，eTICI分级能更加细致地区分血流再灌注分级，且eTICI分级的2c/3级再通能带来更好的临床预后。因此，机械取栓治疗应尽快地、安全地恢复血流再灌注，建议达到eTICI 2c/3级。表2–30为本问题的循证依据。

表2–30 循证依据和推荐强度

循证依据	推荐强度	证据级别	出处
机械取栓的治疗目标是达到mTICI 2b/3级的再灌注，以最大可能地获得良好的功能结局	Ⅰ级	A级	2019美国急性期指南
为了保障获益，在治疗时间窗内，应尽早达到mTICI 2b/3级的再灌注	Ⅰ级	A级	2019美国急性期指南
在机械取栓过程中，建议达到mTICI 2b/3级的血流再灌注，以提高临床良好预后率	Ⅰ类	A级	2018中国取栓指南
缩短发病到血管内治疗后恢复再灌注时间与更好的临床预后密切相关，推荐在治疗时间窗内应尽早开通血管，以早期恢复血流再灌注（mTICI 2b/3级）	Ⅰ类	B级	2018中国取栓指南
如果在充分安全的前提下，对于大血管闭塞性急性缺血性卒中成人患者，应试图达到TICI 3级再灌注	强↑↑	低⊕⊕	2019欧洲取栓指南

80. 对机械取栓开通血管的操作时间是否有要求?

目前国际研究中多建议机械取栓治疗从穿刺到血管再通的时间在 30 min 内；合并原位狭窄的病例操作相对复杂，目前建议的穿刺到血管再通时间为 60 min 内；对于栓塞病变，目前建议穿刺到血管再通时间为 30 min 内。表 2-31 为本问题的循证依据。

表 2-31　循证依据和推荐强度

循证依据	推荐强度	证据级别	出处
对于血管内治疗患者的穿刺到血管再通时间，推荐基础目标值为＜ 60 min，进阶目标值为＜ 30 min	–	–	2021 中国质量建议

81. 抽吸取栓和支架取栓都能达到同样效果吗?

如果需要的话，直接抽吸取栓可作为标准的临床一线治疗，而可回收式支架取栓可作为必要时的挽救治疗措施。对远端抽吸可考虑与可回收式支架联合使用，但目前缺少证据支持。表 2-32 为本问题的循证依据。

表 2-32 循证依据和推荐强度

循证依据	推荐强度	证据级别	出处
当符合以下标准时，首选直接抽吸取栓的效果不劣于支架取栓：①卒中前 mRS 0 ～ 1 分；②症状性颈内动脉或大脑中动脉 M1 段闭塞；③年龄≥ 18 岁；④ NIHSS ≥ 6 分；⑤ ASPECTS ≥ 6 分；⑥发病 6 h 内可开始治疗（股动脉穿刺）	Ⅰ级	B-R 级	2019 美国急性期指南
目前尚无证据表明，在接受机械取栓的患者中，与最佳医疗管理相比，单独接触式吸入术能改善患者的功能。目前也尚无证据表明，与可回收式支架取栓相比，单纯接触式吸入术取栓可提高再灌注率。因此，在急性缺血性卒中患者中，与单纯接触式抽吸术相比，更推荐使用可回收式支架进行机械取栓治疗	低↑？	非常低⊕	2019 欧洲取栓指南
推荐首选支架取栓装置进行机械取栓	Ⅰ类	A 级	2018 中国取栓指南
可酌情首选使用当地医疗机构批准的其他取栓或抽吸装置	Ⅱ a 类	B 级	2018 中国取栓指南

82. 抽吸取栓和支架取栓如何选择？

有研究表明抽吸取栓的效果不劣于支架取栓。对于栓塞性病变，入路较好时，可首选抽吸取栓开通血管，对于抽吸导管到位困难，或血管成角抽吸血栓容易切割或逃逸时，建议支架取栓结合中间导管进行取栓操作。表 2-33 为本问题的循证依据。

表 2-33 循证依据和推荐强度

循证依据	推荐强度	证据级别	出处
当符合以下标准时，首选直接抽吸取栓的效果不劣于支架取栓：①卒中前 mRS 0 ～ 1 分；②症状性颈内动脉或大脑中动脉 M1 段闭塞；③年龄 ≥ 18 岁；④ NIHSS ≥ 6 分；⑤ ASPECTS ≥ 6 分；⑥发病 6 h 内可开始治疗（股动脉穿刺）	Ⅰ级	B-R 级	2019 美国急性期指南

83. 机械取栓的麻醉方式如何选择?

目前针对麻醉方式的 RCT 结果提示，局部麻醉和全身麻醉的临床预后无显著差异，但研究的样本量有限。对于不同的患者，应结合具体病情选择适合的麻醉方式。如患者无法配合或不配合，呼吸道风险较高时，应选择全身麻醉；对于配合度高、预期操作时间短、全身麻醉可能造成时间延误的情况下，局部麻醉是较为合理的麻醉方案。表 2-34 为本问题的循证依据。

表 2-34 循证依据和推荐强度

循证依据	推荐强度	证据级别	出处
基于患者危险因素、操作技术和其他临床特点，个体化选择血管内治疗的麻醉方案是合理的	Ⅱ a 级	B-R 级	2019 美国急性期指南

续表

循证依据	推荐强度	证据级别	出处
急性缺血性卒中患者血管内治疗时，推荐根据患者危险因素、操作技术特点和其他临床特征个体化选择麻醉方案，尽可能避免取栓延误	Ⅱa类	B级	2018中国取栓指南
无法对机械取栓过程中是对患者进行全身麻醉还是清醒式镇静做出推荐意见。因为目前证据质量较低，因此建议进一步招募患者进行多中心RCT来回答这个问题	–	非常低⊕	2019欧洲取栓指南

84. 机械取栓对操作团队是否有要求?

中国卒中学会对我国2000余家开展急性缺血性卒中血管内治疗的中心的调查显示，高容量取栓中心（年治疗量>100例）是目前实施机械取栓治疗的主要力量。这提示高容量中心急性缺血性卒中血管内治疗团队的诊疗经验更为丰富，患者获益的可能性更大。表2–35为本问题的循证依据。

表 2–35　循证依据和推荐强度

循证依据	推荐强度	证据级别	出处
急性缺血性卒中患者的血管内治疗应由多学科团队共同决定，包括至少一名血管神经病学医师和一名神经介入医师，应在经验丰富的中心实施机械取栓	Ⅱ a 类	C 级	2018 中国取栓指南
推荐在综合卒中中心进行治疗	强↑↑	非常低⊕	2019 欧洲取栓指南

85. 如何选择并使用机械取栓术中的材料?

急诊取栓有多种材料和技术，在实际工作中，医师有自己熟悉的操作策略，可根据患者情况因地制宜。经验固然重要，但在机械取栓过程中更应总结有效的操作方案，对于同类病变给予最高效的操作建议，才有利于经验的总结和推广。临床研究把机械取栓技术带入了春天，但前进脚步没有停歇，无论材料和技术都在进步，临床医师和科研工作者的努力会把经验变成标准。目前机械取栓的器械有多种，临床介入医师虽然没必要样样精通，但基于“时间就是大脑”的急性缺血性卒中机械取栓的诊疗理念，应能灵活运用材料，提高首通效应的成功率。表 2–36 为本问题的循证依据。

表 2-36 循证依据和推荐强度

循证依据	推荐强度	证据级别	出处
在机械取栓过程中，推荐结合患者情况使用球囊导引导管或中间导管等材料以提高血管开通率	Ⅱ a类	C 级	2018 中国取栓指南
与使用普通导引导管相比，取栓支架联合近端球囊导引导管或大管径远端通过导管可能是有益的	Ⅱ a级	C-LD 级	2019 美国急性期指南

86. 串联病变是否适合机械取栓?

机械取栓治疗串联病变的获益明确，但存在操作难度大、术中需要抗血小板治疗、术后过度灌注风险高等风险，应更加注意熟练、快速地开通血管，减少操作并发症，并强化围手术期管理。

对串联病变进行机械取栓的操作技术有很多，目前尚无标准化技术。研究表明，快速通过近端的病变血管闭塞部位，先进行远端的机械取栓操作，再进行近端病变的处理，能缩短穿刺到血管再通的时间，这种方式被称为“先远后近”的方案。表 2-37 为本问题的循证依据。

表 2-37　循证依据和推荐强度

循证依据	推荐强度	证据级别	出处
在机械取栓时，对串联病变（颅外和颅内血管同时闭塞）进行血管内治疗可能是合理的	Ⅱ b 级	B-R 级	2019 美国急性期指南
在机械取栓过程中，可考虑对串联病变（颅外和颅内血管同时闭塞）进行血管内治疗	Ⅱ b 类	B 级	2018 中国取栓指南

87. 动脉夹层病变是否适合机械取栓?

当动脉夹层病变导致急性缺血性卒中并严重影响神经功能时，可考虑机械取栓治疗，对于不同部位的动脉夹层病变，具体处理方案也不同。

颅外动脉夹层较颅内动脉夹层更常见。对于颅外动脉的夹层病变，找到真腔并恢复血流是治疗的关键。如果存在远端栓塞，处理方案与串联病变一致，如果是单纯的夹层进展导致血管闭塞，可直接贴敷支架恢复血流，根据是否存在壁间血肿选择是否进行远端保护。对于颅内动脉夹层导致的血管闭塞，临床确诊依赖于影像学检测到典型夹层征象：内膜征 / 双腔征、长段不规则 / 丝线样狭窄、壁内血肿、夹层动脉瘤等。对于青年颅内动脉闭塞性缺血性卒中的患者，要考虑到颅内动脉夹层的可能。建议打开支架后观察血流形态，颅内动脉夹层性闭塞所致急性缺血性卒中往往合并夹层壁间血肿形成，可考虑采用远端支撑导管合并可回收支架技术，锚定支架后，推进中间导管回收取栓支架，减少对血管壁的牵拉。当取栓支架打开后维持良好，而取栓后血流不佳时，可考虑支架置入贴敷夹层。

88. 机械取栓术中什么时候可使用 GP Ⅱb/Ⅲa 受体拮抗剂?

美国指南认为静脉使用 GP Ⅱb/Ⅲa 受体拮抗剂的安全性和有效性尚不明确。中国指南对 GP Ⅱb/Ⅲa 受体拮抗剂给予了肯定的推荐，但推荐级别仅为Ⅱb。

进行机械取栓操作时，对于合并狭窄病变，血流维持困难的患者，建议行血管成形术（球囊扩张或支架置入），术中可静脉或动脉使用 GP Ⅱb/Ⅲa 受体拮抗剂（替罗非班或依替巴肽）维持血流通畅，并持续静脉用药维持，术后 24 h 根据复查 CT 的情况确定后续的抗栓治疗方案，需要继续桥接口服抗血小板药物时，建议与 GP Ⅱb/Ⅲa 受体拮抗剂联合治疗 4 ～ 6 h。表 2-38 为本问题的循证依据。

表 2-38　循证依据和推荐强度

循证依据	推荐强度	证据级别	出处
血管内治疗期间，静脉使用 GP Ⅱb/Ⅲa 受体拮抗剂的安全性和有效性尚不明确	Ⅱ b 级	C-LD 级	2019 美国急性期指南
GP Ⅱb/Ⅲa 受体拮抗剂能够治疗和减少血管闭塞机械开通后的再闭塞，提高再灌注率，但最佳剂量和灌注速率尚不确定，安全性和有效性需进一步的 RCT 证实	Ⅱ b 类	B 级	2018 中国取栓指南

89. 替罗非班使用的剂量和时间?

对于合并狭窄病变，血流维持困难时，建议行血管成形术（球囊扩张或支架置入），术中可静脉或动脉使用 GP Ⅱb/Ⅲa 受体拮抗剂（替罗非班或依替巴肽）维持血流通畅，并持续静脉用药维持，术后 24 h 复查 CT 的情况确定后续的抗栓治疗方案，需要继续桥接口服抗血小板药物时，建议与 GP Ⅱb/Ⅲa 受体拮抗剂联合治疗 4 ～ 6 h。图 2-30 展示了首都医科大学附属北京天坛医院神经介入中心的血管内治疗术后抗栓治疗策略。

90. 机械取栓对取栓次数有要求吗?

机械取栓次数越多，消耗的时间越长，越有可能造成血管损伤，目前多数研究开通血管的取栓中位次数是 2 次，一般取栓 3 次以上仍未开通血管，可考虑补救治疗。但也有研究表明，不管取栓次数多少，开通血管恢复血流，总比未开通血管的获益更大，但要尽量减少操作的并发症。与机械取栓开通血管失败的患者相比，多次取栓实现再灌注将获得更好的预后。设定最大取栓次数，可能会不恰当地过早终止手术。因此，在操作过程中尽可能用最适合的操作方法，达到首通效应，尽早实现再灌注。当多次取栓失败时，可改变策略和技术，在安全的前提下重复取栓操作，以达到血管再通的目的。

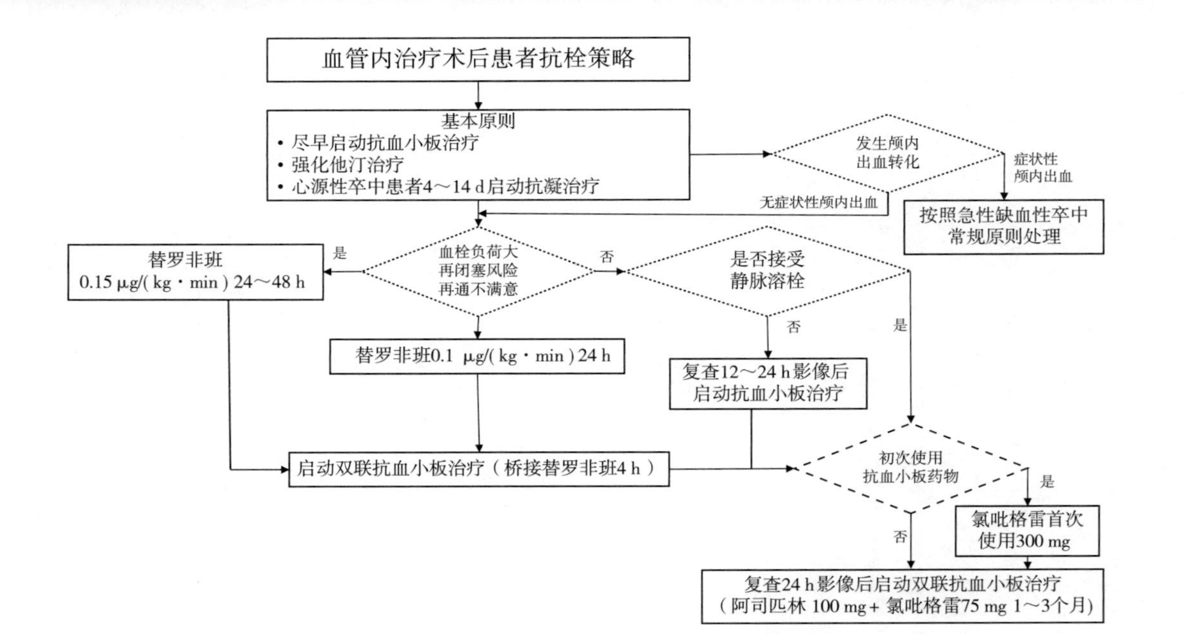

图 2-30　血管内治疗术后患者抗栓策略

图片来源：首都医科大学附属北京天坛医院神经介入中心。

91. 机械取栓不能开通血管时，如何进行补救操作?

机械取栓不能开通血管时，应仔细分析原因。继续取栓开通获益可能性大时，应积极操作争取开通血管。考虑血栓栓塞质地较韧未能支架开通时，可更换较大直径的支架装置，或使用双支架技术；对于中等血管反复拉栓风险高，打开取栓支架可恢复血流时，可考虑支架置入维持血流；考虑狭窄病变导致取栓后再闭塞的患者，可实施血管成形术，如球囊扩张和（或）支架置入；对于远端栓塞的患者，也可考虑使用动脉溶栓维持血流。表 2-39 为本问题的循证依据。

表 2-39　循证依据和推荐强度

循证依据	推荐强度	证据级别	出处
机械取栓后，再通血管存在显著狭窄时，建议密切观察，如狭窄＞70% 或狭窄影响远端血流（mTICI＜2b 级）或导致反复再闭塞时，可考虑血管成形术 [球囊扩张和（或）支架置入]	Ⅱ b 类	B 级	2018 中国取栓指南
机械取栓时可考虑应用血管成形、支架置入等补救措施，以使再灌注血流达到 mTICI 2b/3 级	Ⅱ b 类	B 级	2018 中国取栓指南
使用包括动脉溶栓在内的补救措施，达到血管影像 mTICI 2b/3 级可能是合理的	Ⅱ b 级	C-LD 级	2019 美国急性期指南

92. 适合机械取栓的患者是否可使用动脉溶栓？

PROACT 研究是首个证实动脉溶栓较内科治疗能提高再灌注率，且能改善患者临床预后的 RCT。该研究证明使用尿激酶原进行动脉溶栓能够显著提高大血管闭塞的开通率，通过溶解血栓恢复血管灌注，但与机械取栓相比，血管再通率低，且有增加症状性颅内出血风险的趋势。因此，对于适合机械取栓的患者，应首选机械取栓治疗；对于无法实施机械取栓、取栓操作风险较高以及有远端逃逸的栓子，可考虑局部通过微导管动脉溶栓，也可在颈内动脉内直接进行动脉溶栓治疗。表 2-40 为本问题的循证依据。

表 2-40　循证依据和推荐强度

循证依据	推荐强度	证据级别	出处
与动脉溶栓相比，推荐使用支架取栓器的机械取栓作为一线的治疗方案	Ⅰ级	C-EO 级	2019 美国急性期指南
使用包括动脉溶栓在内的补救措施，达到 mTICI 2b/3 级再灌注可能是合理的	Ⅱ b 级	C-LD 级	2019 美国急性期指南
发病 6 h 内，对于有静脉溶栓禁忌证的患者，在仔细筛选后可考虑使用动脉溶栓，但预后情况不明确	Ⅱ b 级	C-EO 级	2019 美国急性期指南
机械取栓时，可在静脉溶栓基础上对部分适宜患者进行动脉溶栓	Ⅱ a 类	B 级	2018 中国取栓指南
发病 6 h 内的大脑中动脉供血区的急性缺血性卒中，当不适合静脉溶栓或静脉溶栓无效且无法实施机械取栓时，严格筛选患者后实施动脉溶栓是合理的	Ⅰ类	B 级	2018 中国取栓指南

93. 机械取栓是“直奔主题”还是“全脑血管造影”？

对于术前有头颈 CTA 检查可明确手术路径、闭塞部位及侧支循环代偿情况的患者，可考虑直奔主题，对责任血管进行正侧位造影评估，了解病变情况后直接进行机械取栓操作。

对于术前无有效的血管影像检查，侧支循环代偿不明确的病例，建议对闭塞血管起到关键代偿作用的血管进行快速造影评估，以了解 Willis 环血管的开放情况及侧支循环代偿情况。

对于基底动脉闭塞的患者，建议行前循环造影明确后交通动脉是否开放，是否有软脑膜侧支循环代偿，了解基底动脉尖发出大脑后动脉的走行，以便于微导管导丝超选及支架释放时的着陆血管选择。

对于颈内动脉末端或大脑中动脉闭塞的患者，建议行对侧颈内动脉造影，以明确前交通动脉是否开放。表 2–41 为本问题的循证依据。

表 2–41　循证依据和推荐强度

循证依据	推荐强度	证据级别	出处
实施血管内治疗前，尽量使用无创影像检查明确有无颅内大血管闭塞	Ⅰ类	A 级	2018 中国取栓指南
适合机械取栓的患者，进行颅内血管影像检查的同时行颅外颈动脉、椎动脉的筛查是合理的，可为制订血管内治疗计划提供信息	Ⅱ a 类	C 级	2018 中国取栓指南

94. 机械取栓栓子的性质是否影响取栓操作?

栓子的性质与取栓操作的次数有相关性，体外研究提示，纤维蛋白较多的白血栓取栓次数明显高于以红细胞为主的红血栓。因此，对于质地较硬的血栓，取栓支架不容易与其嵌合时，可考虑使用大管径导管抽吸或中间导管抽拉结合锚定血栓后整体拉出，或使用双支架提高径向支撑力。栓子位于比较平直的血管时，也可使用单纯抽吸导管捕获血栓。

95. 如何识别血栓栓子的性质?

目前尚无有效方法预测栓子性质，但一些影像特点及卒中病因可能对血栓性质的判断有帮助。在 NCCT 上出现大脑中动脉高密度征时，考虑红细胞含量较多，红血栓可能性较大。对于 ICAD 病变，远端形成的血栓多为急性闭塞后短期内形成的血栓，红血栓可能性较大。心脏瓣膜病形成的栓子可能质地较韧。

96. 机械取栓术中是否使用肝素?

目前没有明确的临床证据表明机械取栓术中肝素化能减少血栓形成的风险，也无研究确切提示使用肝素是否安全。回顾性研究提示机械取栓术中肝素化可能增加出血风险，但仍需要进一步前瞻性研究证实。有登记研究提示肝素并不增加风险，但 MR CLEAN 登记研究显示，高压滴注肝素的浓度越高，症状性颅内出血的风险越高，不过，增加的颅内出血风险并未影响临床预后。有研究提示，对于串联病变患者，使用肝素会增加出血和症状性颅内出血的风险，并与不良预后密切相关。多数研究提示应用肝素有潜在的风险，但仍需要 RCT 的证据进一步证实。

目前，对于手术操作时间长，高凝状态的患者，可考虑肝素化减少血栓形成风险；对于操作时间快，梗死较大，术中可能损伤血管，术后出血转化风险高的患者，不建议进行肝素化，但可在高压水中添加适当浓度的肝素持续滴注，减少通路中血栓形成的风险。

97. 什么是“钟摆效应”或“乒乓栓子”？

栓子栓塞基底动脉尖后，当使用可回收支架取栓时，在一侧大脑后动脉释放支架后，栓子被推挤到另一侧大脑后动脉开口处，导致取栓支架与栓子的接触减少，拉栓时径向支撑力不足，取栓失败。而选择另一侧大脑后动脉取栓时，栓子又被挤压到对侧大脑后动脉起始处。这种栓子位于分叉处末端，在一侧分支打开取栓支架后，栓子在取栓支架推挤下，向对侧移位导致机械取栓失败的情况，被称作“钟摆效应”或“乒乓栓子”。

98. 大脑中动脉取栓为什么要将支架放在下干？

应用取栓支架进行机械取栓时，血管成角越大，对远端分支的牵拉越明显，血管损伤的可能性越大，加之远端血栓容易栓塞在较为粗大的分支，因此，对大脑中动脉 M1 段末端栓子进行机械取栓时，选择较为粗大平直的下干血管释放取栓支架，能减少拉栓时的操作风险，从而更好地锚定血栓，且支架可更多地向远端走行，便于支架近端与血栓吻合，提高拉栓时的效率。

99. 如何识别 ICAD 病变?

ICAD 病变在亚洲人群中较为常见，既往登记研究提示，在急诊取栓病例中，ICAD 病变的比例在前循环急性大血管闭塞中达 20% 以上，但目前机械取栓术中的 ICAD 判定标准尚有争议。机械取栓术后如局部残存狭窄，需在排除了残余血栓、血管痉挛及动脉夹层的情况下，综合考虑为 ICAD 病变。识别 ICAD 病变，对于取栓技术选择及术中、术后的处理都有很重要的帮助。患者的既往病史、疾病进展情况、实验室检查指标、术前和术中的影像检查、术中操作和反馈等方面都可为识别 ICAD 病变提供信息。

基础疾病方面，ICAD 患者人群中高血压、糖尿病、高胆固醇血症的发病率较高，既往卒中病史也较多见。在疾病进展方面，ICAD 病变波动进展的病例更多，ICAD 患者的首发临床症状可能较轻，之后逐渐进展加重。术前影像检查方面，ICAD 的梗死病灶较为分散，影像检查可能发现陈旧的梗死病灶。ICAD 闭塞段的血管表现为“主干型”的多见，大脑中动脉 M1 段近端、基底动脉中下段、椎动脉 V4 段、颈内动脉 C6 段发生狭窄闭塞在临床上较为常见。CT 可发现闭塞血管局部动脉粥样硬化的钙化影像。在血管和灌注影像学检查中，ICAD 病变的侧支循环相对较好，因此，发病时间一致时，ICAD 患者的核心梗死体积相对较小。DSA 检查可发现前循环 ICAD 病变侧软脑膜的侧支循环代偿，操作过程中可能遇到导丝导管通过闭塞段的阻力。此外，使用“首过效应”或“支架打开效应”能够提高 ICAD 的判定与识别。ICAD 病变在机械取栓后局部残余狭窄较为固定，DSA 影像上多表现为“锥形征”。

100. ICAD 病变的治疗策略有哪些?

对于 ICAD 病变导致的急性大动脉闭塞，血栓负荷量、狭窄病变部位、残余狭窄程度不同，所采取的取栓策略及围手术期管理策略也不同。对于血栓负荷量较小的 ICAD 闭塞，可直接进行血管成形术以恢复血流。

对于急性期血管成形术，目前较认可的观念是对能够通过单纯球囊扩张维持血流的 ICAD 病变，可不在急性期进行支架成形术。但对于球囊扩张后回缩明显、夹层形成、血流不能维持的情况，建议进行支架成形术以维持血流，同时使用 GP Ⅱ b/ Ⅲ a 受体拮抗剂以减少血管再闭塞风险。

在临床中，不少 ICAD 病变合并有血栓形成、血栓延伸导致临床症状加重，此时使用机械取栓清除血栓后再处理狭窄病变较为合理。常用的机械取栓操作为直接跨过狭窄部位支架取栓，这样一方面可清除狭窄病变远端的血栓，另一方面，支架能清除部分不稳定斑块，改善血流。在支架拉栓前可考虑提前给予 GP Ⅱb/ Ⅲa 受体拮抗剂，以免血管内膜损伤后持续血栓形成。通过取栓支架拉出狭窄远端的血栓，在支架回撤过程中，血栓有被斑块挤压脱落的风险，因此也可考虑使用抽吸技术或抽拉结合的技术。当抽吸导管不易通过狭窄病变时，可使用球囊扩张狭窄后，跟进抽吸导管到位抽吸。在清除血栓后，再针对残余狭窄的情况进行进一步的治疗。

101. 抽吸取栓适合什么病变?

抽吸取栓适合栓塞性病变，包括串联病变远端的栓塞及狭窄病变基础上的新发血栓，尤其对于基底动脉尖栓塞和大脑中动脉栓塞，抽吸取栓在导管到位、管径适合的情况下，能够高效地清除血栓。对于颈内动脉末端的高负荷血栓，在球囊导引导管保护下，采用抽拉结合的方式能够减少血栓逃逸。对于大脑中动脉末端延伸到 M2 段的血栓，当 M2 段成角较大时，单纯抽吸易导致栓子断裂移位，支架结合抽吸导管能够更好地锚定远端血栓，减少回拉过程中栓子断裂逃逸的风险。

102. 抽吸取栓如何有效到位实施抽吸?

抽吸导管能够顺利完成抽吸，导管到位是关键。如何有效地将抽吸导管到位，有以下几个关键的步骤：①高位支撑。近端使用支撑力较强的导引导管或长鞘，且尽量在安全的情况下将支撑导管送高，近端提供强有力的支撑后，能够在向远端推送抽吸导管(或中间导管)遇到阻力时减少后退的力量，有利于导管推进。②同轴导引。导管在输送过程中因血管路径迂曲，在转弯处出现“雪橇效应”，导管头端卡在血管分支或侧壁，难以通过，这时使用同轴技术有助于减少这种边缘效应，可使用微导丝、微导管带入导管，且最好是无缝同轴，同轴内部导管尽量减少抽吸导管内腔空隙，利于通过转弯处向前推送。③头端塑型。当遇到路径成角较大时，可对导管头端进行塑型，提高头端对血管解剖路径的顺应性，以便于通过迂曲血管，大部分抽吸导管（或中间导管）头端可通过塑型，形成匹配目标血管的弯曲，推送时配合扭控同轴的技术提高导管到位率。④辅助锚定。对于难以通过弯曲或狭窄处的抽吸导管，可使用球囊辅助穿梭技术，在保持前向张力的导管头端充盈球囊形成无缝同轴，辅助球囊通过弯曲或狭窄处。也可在远端使用支架锚定，通过回拉导丝，改变入路弯曲角度，辅助导管到位进行抽吸。

103. 机械取栓后是否需要神经重症管理?

大血管闭塞的患者本身症状很重，在机械取栓术后仍然有较严重的神经功能障碍，术后呼吸、循环的管理、抗栓方案的调整、卧床并发症的防治等都与患者预后密切相关。因此，推荐由专业的神经科团队进行管理。有研究表明，机械取栓治疗患者术后在多学科协作的卒中单元中进行监护和治疗，其重获功能独立的可能性更大，且这种获益与患者的年龄、性别和卒中严重程度无关。

104. 机械取栓术后如何实施抗血小板治疗?

对于心房颤动导致的心源性栓塞病变，术后可不使用抗血小板治疗，根据梗死病灶的情况及患者临床症状的严重程度，启动抗凝治疗计划。对于大动脉粥样硬化性大血管闭塞的患者，机械取栓 24 h 后，结合复查的影像结果，启动抗血小板治疗。如果血管内皮损伤较重，局部残留狭窄新发血栓，术中给予球囊扩张或支架置入，可在术中提前使用 GP Ⅱb/ Ⅲa 受体拮抗剂，以维持血管通畅，减少新发血栓形成的风险。

105. 心房颤动患者机械取栓术后如何抗凝治疗?

目前指南尚没有对合并心房颤动的急性缺血性卒中患者进行机械取栓术后抗凝治疗方案的明确推荐，临床对这部分患者的术后抗凝治疗可参考《中国心源性卒中防治指南（2019）》及其他相关指南中对合并心房颤动急性缺血性卒中患者的抗凝治疗措施的推荐。

①对于心房颤动导致的栓塞，机械取栓后应结合患者的临床症状及梗死情况进行抗凝治疗。对于大多数患有心房颤动的急性缺血性卒中患者，在神经系统症状发作后 4 ～ 14 d 开始口服抗凝治疗是合理的。

②缺血性卒中后，必须在（复发性）卒中风险超过继发性出血转化风险时才能做出(重新)开始口服抗凝治疗的推荐。

③启用抗凝药的时机取决于卒中的严重性，在未启用抗凝药前，可应用抗血小板药物。

④对于卒中复发风险高的患者，可结合梗死灶情况，早期静脉使用低分子肝素进行抗凝治疗，对于口服抗凝药的使用，可参考以下标准：

✓ 轻度卒中（NIHSS ＜ 8 分）患者，如果没有临床恶化或有临床改善，预计抗凝不会显著增加患者继发性出血转化风险，可在缺血性卒中后≥ 3 d 开始口服抗凝药。

✓ 中度卒中（NIHSS 8 ～ 15 分）患者，通过再次影像学检查（CT 或 MRI）排除继发性出血转化后，可在缺血性卒中后≥ 6 ～ 8 d 开始抗凝治疗。

✓ 重度卒中（NIHSS ＞ 16 分）患者，（重新）启用抗凝治疗之前 24 h 内通过头颅 CT 或 MRI 除外出血转化，可在缺血性卒中后 12 ～ 14 d 开始抗凝治疗。

106. 机械取栓术后血压如何调控?

目前有研究提示降低血压与减少症状性颅内出血有相关性，但缺乏进一步的 RCT 证据。机械取栓术成功开通血管后，远端缺血脑组织面临缺血再灌注损伤及梗死灶出血转化风险。合理控制血压，可能减少远端血脑屏障破坏后的脑组织灌注压，减少水肿及过度灌注导致的出血风险。现有证据建议机械取栓术后将血压控制在≤ 180/105 mmHg，前期研究证据提示血管开通后将收缩压控制在＜ 140 mmHg 可能是合理的。表 2–42 为本问题的循证依据。

表 2–42 循证依据和推荐强度

循证依据	推荐强度	证据级别	出处
机械取栓过程中及治疗结束后 24 h 内，血压控制在≤ 180/105 mmHg 是合理的	Ⅱ a 级	B–NR 级	2019 美国急性期指南
机械取栓后成功再灌注患者，血压控制在＜ 180/105 mmHg 可能是合理的	Ⅱ b 级	B–NR 级	2019 美国急性期指南
机械取栓过程中及治疗结束后 24 h 内，推荐血压控制在 180/105 mmHg 以内	Ⅱ a 类	B 级	2018 中国取栓指南
取栓后血管恢复再灌注后，可考虑将收缩压控制在 140 mmHg 以下	Ⅱ b 类	B 级	2018 中国取栓指南

附　录

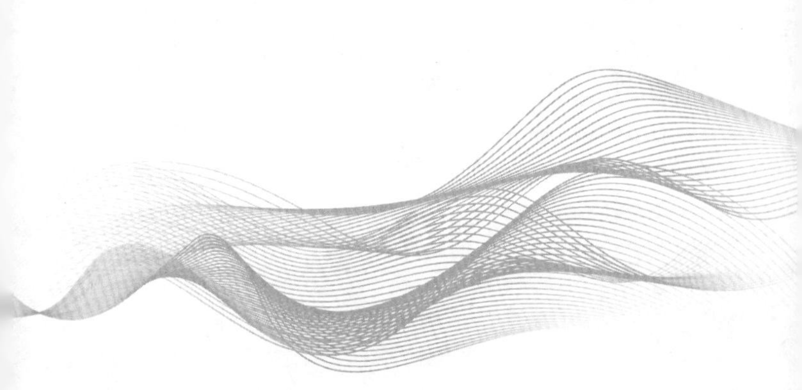

附录 1　2021 欧洲溶栓指南和 2021 欧洲取栓指南推荐强度和证据级别的定义

证据质量分级

证据级别	具体描述	表达符号
高级证据	进一步研究也不可能改变该疗效评估结果的可信度	⊕⊕⊕⊕
中级证据	进一步研究有可能影响该疗效评估结果的可信度，且可能改变该评估结果	⊕⊕⊕
低级证据	进一步研究极有可能影响该疗效评估结果的可信度，且很可能改变该评估结果	⊕⊕
极低级证据	任何疗效评估结果都很不确定	⊕

证据推荐强度

推荐强度	具体描述	表达符号
支持使用某项干预措施的强推荐	评价者确信干预措施利大于弊	↑↑
支持使用某项干预措施的弱推荐	利弊不确定或无论高低质量的证据均显示利弊相当	↑?
反对使用某项干预措施的弱推荐	利弊不确定或无论高低质量的证据均显示利弊相当	↓?
反对使用某项干预措施的强推荐	评价者确信干预措施弊大于利	↓↓

附录2 2019美国急性期指南和2019中国替罗非班共识推荐强度和证据级别的定义

[依据ACC/AHA推荐级别与证据水平（更新于2015年8月）]

推荐级别（强度）	证据水平（质量）
Ⅰ级（强） 获益＞＞＞风险	A级
撰写建议时推荐采用的表述： ■ 建议 ■ 显示有用/有效/有益 ■ 应当完成/给予/其他 ■ 相对有效性的表述： • 建议/需要使用治疗方案/策略A而非治疗方案B • 优先选择治疗方案A而非治疗方案B	■ 来自一项以上RCT的高质量证据 ■ 高质量RCT的meta分析 ■ 一项或以上由高质量登记研究证实的RCT
Ⅱa级（中） 获益＞＞风险	B-R级 随机
撰写建议时推荐采用的表述： ■ 合理 ■ 可能有用/有效/有益 ■ 相对有效性的表述： • 可能建议/需要使用治疗方案/策略A而非治疗方案B • 优先选择治疗方案A而非治疗方案B是合理的	■ 来自一项或以上RCT的中等质量证据 ■ 中等质量RCT的meta分析
Ⅱb级（弱） 获益≥风险	B-NR级 非随机
撰写建议时推荐采用的表述： ■ 或许是合理的 ■ 或许可以考虑 ■ 有用性/有效性尚未知/不明确/不确定或未获公认	■ 来自一项或以上设计良好、执行良好的非随机研究、观察性研究或登记研究的中等质量证据 ■ 这类研究的meta分析

续表

推荐级别（强度）	证据水平（质量）
Ⅲ级：无益（中）　风险＝获益	C-LD 级　有限数据
撰写建议时推荐采用的表述： ■ 不建议 ■ 无用 / 无效 / 无益 ■ 不应实施 / 给予 / 其他	■ 设计或执行有局限的随机或非随机观察性或登记研究 ■ 这类研究的 meta 分析 ■ 对人类受试者的生理或机制研究
Ⅲ级：有害（强）　风险＞获益	C-EO 级　专家意见
撰写建议时推荐采用的表述： ■ 可能有害 ■ 导致危害 ■ 与发病率 / 死亡率增加相关 ■ 不应实施 / 给予 / 其他	基于临床经验的专家共识

注：R：随机；NR：非随机；LD：有限数据；EO：专家意见。

附录3 2018中国诊治指南推荐强度和证据级别的定义

推荐强度(分四级，Ⅰ级最强，Ⅳ级最弱)

Ⅰ级：基于A级证据或专家高度一致的共识

Ⅱ级：基于B级证据和专家共识

Ⅲ级：基于C级证据和专家共识

Ⅳ级：基于D级证据和专家共识

治疗措施的证据等级(分四级，A级最高，D级最低)

A级：基于多项RCT的荟萃分析或系统评价；多项RCT或1个样本量足够的RCT(高质量)

B级：基于至少1项较高质量的RCT

C级：基于未随机分组但设计良好的对照试验，或设计良好的队列研究或病例对照研究

D级：基于无同期对照的系列病例分析或专家意见

诊断措施的证据等级(分四级，A级最高，D级最低)

A级：基于多项或1项样本量足够、采用了参考(金)标准、盲法评价的前瞻性队列研究(高质量)

B级：基于至少1项前瞻性队列研究或设计良好的回顾性病例对照研究，采用了金标准和盲法评价(较高质量)

C级：基于回顾性、非盲法评价的对照研究

D级：基于无同期对照的系列病例分析或专家意见

附录 4　2018 中国取栓指南推荐强度和证据级别的定义

	Ⅰ类	Ⅱa 类	Ⅱb 类	Ⅲ类
	获益＞＞＞风险	获益＞＞风险	获益≥风险	无益或有害
	应实施 / 给予操作 / 治疗	需要有专门目的的研究，实施 / 给予操作 / 治疗是合理的	需要多个目的的研究，更多登记数据会有用。可考虑实施 / 给予操作 / 治疗	
A 级： ·评估多个人群 ·证据来自多项 RCT 或 meta 分析	·推荐操作 / 治疗有用 / 有效 ·多项 RCT 或 meta 分析提供了足够证据	·推荐倾向于操作 / 治疗有用 / 有效 ·多项 RCT 或 meta 分析得出的证据不一致	·关于有效性 / 疗效的推荐未被广泛认可 ·多项 RCT 或 meta 分析得出的证据相当不一致	·推荐操作 / 治疗没有用 / 无效，甚至可能有害 ·多项 RCT 或 meta 分析提供了足够证据
B 级： ·评估人群有限 ·证据来自单项 RCT 或非随机研究	·推荐操作 / 治疗有用 / 有效 ·证据来自单项 RCT 或非随机研究	·推荐倾向于操作 / 治疗有用 / 有效 ·单项 RCT 或非随机研究得出的证据不一致	·关于有效性 / 疗效的推荐未被广泛认可 ·单项 RCT 或非随机研究得出的证据相当不一致	·推荐操作 / 治疗没有用 / 无效，甚至可能有害 ·证据来自单项 RCT 或非随机研究
C 级： ·评估人群非常有限 ·专家共识意见，病例研究，或诊疗标准	·推荐操作 / 治疗有用 / 有效 ·专家共识意见，病例研究或诊疗标准	·推荐倾向于操作 / 治疗有用 / 有效 ·专家意见有分歧，病例研究或诊疗标准	·关于有效性 / 疗效的推荐未被广泛认可 ·专家意见有分歧，病例研究或诊疗标准	·推荐操作 / 治疗没有用 / 无效，甚至可能有害 ·专家的共识意见，病例研究或诊疗标准

附录 5 2017 中国侧支循环指南推荐强度和证据级别的定义

项目	描述
	推荐意见分类
Ⅰ类	有证据和（或）普遍同意给予的程序或治疗是有用的和有效的
Ⅱ类	关于程序或治疗的有用性 / 有效性存在有争议的证据和（或）意见分歧
Ⅱ a	证据或意见倾向于有用性 / 有效性
Ⅱ b	有用性 / 有效性未被证据 / 意见很好地证实
Ⅲ类	证据和（或）普遍同意程序 / 治疗不是有用的 / 有效的，且在某些案例中是有害的 没有受益：程序 / 检查没有帮助 危害：程序 / 检查导致过度花费或有害
	治疗推荐的证据等级
A 级证据	数据来源于多项 RCT 或 meta 分析。用于明确证据等级的参考文献必须提供和引用在推荐意见中
B 级证据	数据来源于 1 项 RCT 或非随机研究。用于明确证据等级的参考文献必须提供和引用在推荐意见中
C 级证据	专家共识意见、案例研究或标准的护理
	诊断依据推荐的证据等级
A 级证据	前瞻性、盲法、广泛或具有代表性、完整的评估、筛查方法 / 参考标准描述充分、筛检结果 / 研究发现描述充分
B 级证据	包括下列条件中的 1 个或多个：回顾性、非盲法、样本代表性差、评估不完整、筛检结果 / 参考标准的描述不足、筛检结果 / 研究发现的描述不足
C 级证据	包括下列条件中的 2 个或多个：回顾性、非盲法、样本代表性差、评估不完整、试验测试方法 / 参考标准的描述不足、试验测试结果 / 研究发现的描述不足

缩略语表

缩略语	中英文全称
ACEI	血管紧张素转化酶抑制剂（angiotensin-converting enzyme inhibitor）
ACGS-BAO	基底动脉闭塞血管造影侧支循环分级系统（angiographic collateral grading system for basilar artery occlusion）
ACT-FAST	急性卒中救护车临床分类（the ambulance clinical triage for acute stroke treatment）
ANGIOCAT	患者直接转移到血管造影室与转移到 CT 室的血管内治疗模式对比试验（evaluation of direct transfer to angiography suite *vs* computed tomography suite in endovascular treatment: randomized clinical trial）
AOI	导管 - 血栓成角（angle of interaction）
APTT	活化部分凝血酶原时间（activated partial thromboplastin time）
ASITN	美国介入治疗神经放射学学会（American Society of Interventional and Therapeutic Neuroradiology）
ASPECTS	Alberta 卒中项目早期 CT 评分（Alberta stroke program early computed tomography score）
ASTRAL	洛桑急性卒中登记量表（acute stroke registry and analysis of Lausanne）
BASICS	基底动脉国际合作研究（basilar artery international cooperation study）
BATMAN	基底动脉 CTA 侧支评分（basilar artery on computed tomography angiography）
BEST	基底动脉闭塞取栓与标准内科治疗对比研究（basilar artery occlusionendovascular intervention versus standard medical treatment）
BEFAST	平衡、眼、面、上肢、语言和时间识别口诀（balance，eyes，face，arms，speech， time）
C-STAT	Cincinnati 卒中分类评估工具（the Cincinnati stroke triage assessment tool）

续表

缩略语	中英文全称
CT	计算机断层扫描（computed tomography）
CTA	CT 血管成像（computed tomography angiography）
CTP	CT 灌注成像（computed tomography perfusion）
DAWN	DWI 或 CTP 联合临床不匹配对醒后卒中和晚就诊卒中患者使用 Trevo 装置行神经介入治疗研究（DWI or CTP assessment with clinical mismatch in the triage of wake up and late presenting strokes undergoing neurointervention with Trevo）
DEFUSE	影像评估筛选缺血性卒中患者血管内治疗研究（endovascular therapy following imaging evaluation for ischemic stroke）
DEVT	急性前循环大血管闭塞性缺血性卒中血管内治疗研究（endovascular thrombectomy for patients with acute large vessel occlusion in the anterior circulation）
DIRECT-MT	中国三级医院直接动脉取栓恢复大血管闭塞性缺血性卒中患者血流研究（direct intra-arterial thrombectomy in order to revascularize acute ischemic stroke patients with large vessel occlusion efficiently in Chinese tertiary hospitals）
DIRECT-SAFE	卒中发作后 4.5 h 内直接血管内取栓与标准溶栓桥接血管内治疗的随机对照试验（a randomized controlled trial of direct endovascular clot retrieval versus standard bridging thrombolysis with endovascular clot retrieval within 4.5 hours of stroke onset）
DNT	到院 - 静脉溶栓时间（door-to-needle time）
DSA	数字减影血管造影（digital subtraction angiography）
DTAS	直接将患者转运到血管造影室（direct transfer to angiography suite）
DTP	到院—动脉穿刺时间（door-to-puncture）
DWI	弥散加权成像（diffusion weighted imaging）
ECT	蛇静脉酶凝结时间（ecarin clotting time）

续表

缩略语	中英文全称
EMS	急救系统（emergency medical service）
ESCAPE	前循环近端闭塞小病灶性卒中的血管内治疗并强调最短化 CT 至再通时间研究（endovascular treatment for small core and anterior circulation proximal occlusion with emphasis on minimizing CT to recanalization times）
eTICI	脑梗死延迟溶栓分级（expanded thrombolysis in cerebral infarction）
FAST	面 – 臂 – 语言测试（face–arm–speech–time）
FAST–ED	卒中现场评估和分类转运评分（field assessment stroke triage for emergency destination）
FLAIR	液体衰减反转恢复序列（fluid attenuated inversion recovery）
G–FAST	凝视 – 面部 – 肢体 – 语言 – 时间评分（gaze–face–arm–speech–time）
GP	血小板糖蛋白（glycoprotein platelet）
GRE	梯度回波序列（gradient echo）
HERMES	多项血管内治疗卒中试验再灌注高效评价试验（highly effective reperfusion evaluated in multiple endovascular stroke trials）
ICAD	症状性颅内动脉粥样硬化性疾病（intracranial atherosclerotic disease）
IMS	卒中介入治疗研究（interventional management of stroke）
INR	国际标准化比值（international normalized ratio）
LAMS	洛杉矶运动量表（Los Angeles motor scale）
LSA	豆纹动脉（lenticulostriate artery）
MeVO–FRONTIERS	寻找卒中介入性血运重建的理论基础和客观化新靶点研究（MeVO–finding rationales and objectifying new targets for interventional revascularization in stroke）

续表

缩略语	中英文全称
MR CLEAN	荷兰急性缺血性卒中血管内治疗多中心随机对照临床研究（multicenter randomized clinical trials of endovascular treatment of acute ischemic stroke in the Netherlands）
MR CLEAN NO IV	颅内动脉近端闭塞所致卒中静脉溶栓后桥接血管内治疗与直接血管内治疗研究（intravenous treatment followed by intra-arterial treatment versus direct intra-arterial treatment for acute ischaemic stroke caused by a proximal intracranial occlusion）
MRA	磁共振血管成像（magnetic resonance angiography）
MRI	磁共振成像（magnetic resonance imaging)
mRS	改良 Rankin 量表（modified Rankin scale）
mTICI	改良的脑梗死溶栓分级（modified thrombolysis in cerebral infarction）
NCCT	非增强 CT（non-contrast CT）
NIHSS	美国国立卫生研究院卒中量表（national institutes of health stroke scale）
NINDS	美国国立神经疾病和卒中研究院（National Institute of Neurological Disorders and Stroke）
PASS	院前急性卒中严重程度评分（prehospital acute stroke severity scale）
PC-ASPECTS	后循环-Alberta卒中项目早期CT评分（posterior circulation-Alberta stroke program early computed tomography score）
PC-CS	后循环-侧支循环评分（posterior circulation collateral score）
PC-CTA	后循环CTA评分（posterior circulation CT angiography score）
PROACT	动脉内重组尿激酶原溶栓治疗急性脑血栓栓塞研究（prolyse in acute cerebral thromboembolism）

续表

缩略语	中英文全称
PT	凝血酶原时间（prothrombin time）
PWI	灌注加权成像（perfusion-weighted imaging）
RACE	快速动脉闭塞评估量表（rapid arterial occlusionevaluation）
RCT	随机对照研究（randomized controlled trial）
rt-PA	重组组织型纤溶酶原激活剂（recombinant tissue plasminogen activator）
SEER	Solitaire 支架血栓切除术的安全性和疗效随机试验中患者数据的荟萃分析（safety and efficacy of Solitaire stent thrombectomy-individual patient data meta-analysis of randomized trials）
SIR	介入放射学学会（Society of Interventional Radiology）
SKIP	颈内动脉或大脑中动脉 M1 段闭塞所致急性缺血性卒中伴或不伴静脉溶栓的血管内治疗研究（the randomized study of endovascular therapy with versus without intravenous tissue plasminogen activator in acute stroke with intracranial artery and M1 occlusion）
STAR	Solitaire 装置取栓用于急性血管闭塞再通研究（Solitaire FR thrombectomy for acute revascularisation）
SWI	磁敏感加权成像（susceptibility weighted imaging）
SWIFT	Solitaire 与 Merci 装置治疗急性缺血性卒中试验（Solitaire flow restoration device versus the Merci retriever in patients with acute ischaemic stroke）
SWIFT DIRECT	急性缺血性卒中桥接溶栓与直接机械取栓的比较研究（bridging thrombolysis versus direct mechanical thrombectomy in acute ischemic stroke）
TICI	脑梗死溶栓分级（thrombolysis in cerebral infarction）
TT	凝血酶时间（thrombin clotting time）

扫描二维码查看文内图片

扫描二维码查看参考文献

分级	定义	图
1 级	无后交通动脉和软脑膜侧支，基底动脉顶部未见充盈	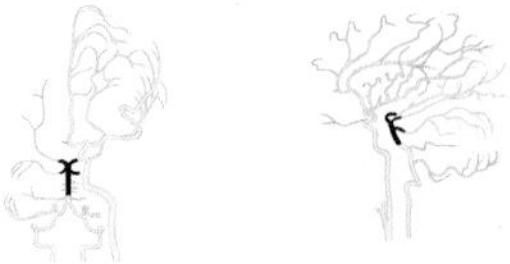
2 级	存在后交通动脉或软脑膜侧支，但基底动脉顶部未见充盈	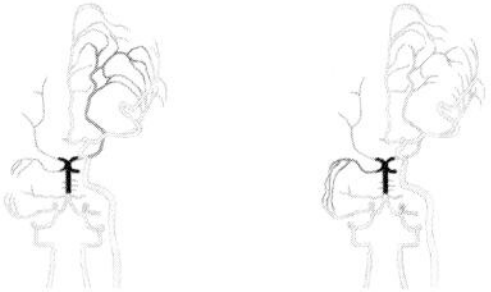
3 级	存在后交通动脉和软脑膜侧支，基底动脉顶部部分充盈	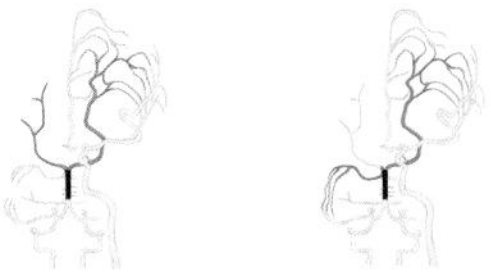
4 级	存在后交通动脉和软脑膜侧支，基底动脉顶部完全充盈	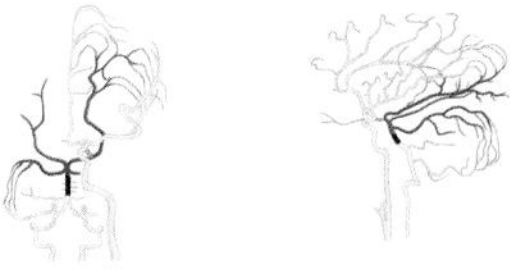

彩插 1　ACGS-BAO 分级示例图（原图见 130 页图 2-28）

图片来源：GAO F，TONG X，SUN X，et al. A new angiographic collateral grading system for acute basilar artery occlusion treated with endovascular therapy[J]. Transl Stroke Res，2021，2（4）：559-568（作者单位：首都医科大学附属北京天坛医院神经介入中心）。